U0307750

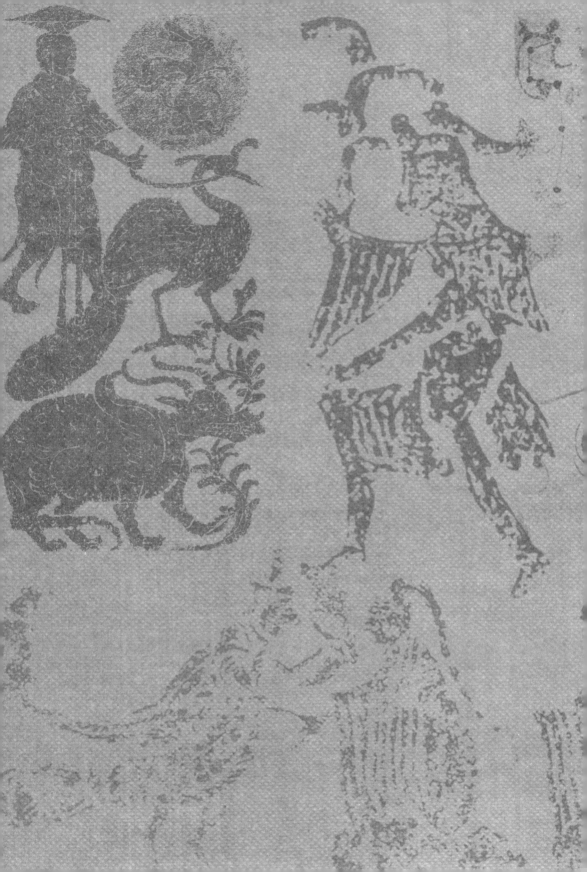

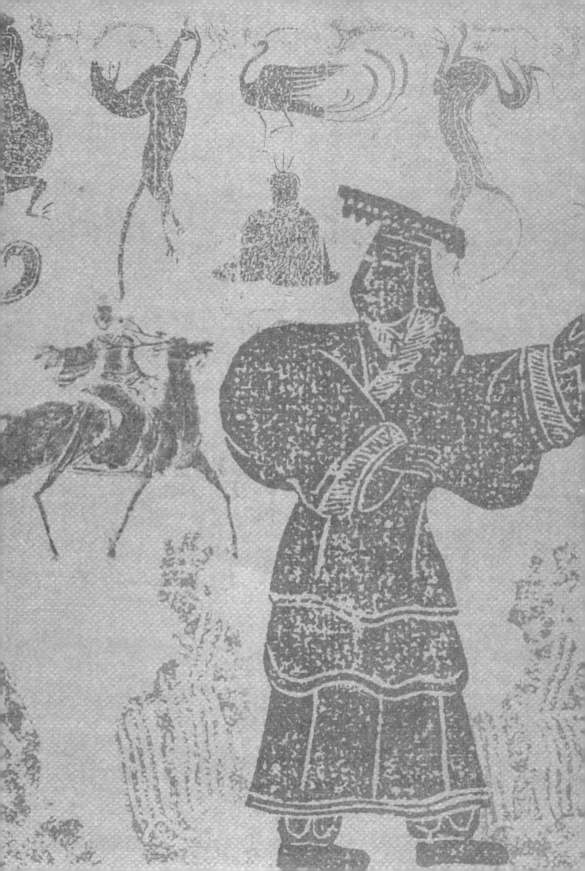

中国古医籍整理丛书

仁 寿 镜

清·孟䈿 著

林明和 校注

中国中医药出版社
·北 京·

图书在版编目（CIP）数据

仁寿镜/（清）孟葑著；林明和校注 . —北京：中国中医药出版社，2015.12

（中国古医籍整理丛书）

ISBN 978 - 7 - 5132 - 2196 - 2

Ⅰ.①仁… Ⅱ.①孟… ②林… Ⅲ.①中医妇产科－中国－清代 ②中医儿科学－中国－清代 Ⅳ.①R271 ②R272

中国版本图书馆 CIP 数据核字（2014）第 279225 号

中 国 中 医 药 出 版 社 出 版
北京市朝阳区北三环东路 28 号易亨大厦 16 层
邮政编码 100013
传真 010 64405750
三河市鑫金马印装有限公司印刷
各地新华书店经销

*

开本 710×1000 1/16 印张 11 字数 79 千字
2015 年 12 月第 1 版 2015 年 12 月第 1 次印刷
书 号 ISBN 978 - 7 - 5132 - 2196 - 2

*

定价 35.00 元
网址 www.cptcm.com

社长热线 010 64405720
购书热线 010 64065415 010 64065413
微信服务号 zgzyycbs
书店网址 csln. net/qksd/
官方微博 http://e. weibo. com/cptcm
淘宝天猫网址 http://zgzyycbs. tmall. com

国家中医药管理局
中医药古籍保护与利用能力建设项目
组织工作委员会

主　任　委　员　王国强

副　主　任　委　员　王志勇　李大宁

执　行　主　任　委　员　曹洪欣　苏钢强　王国辰　欧阳兵

执行副主任委员　李　昱　武　东　李秀明　张成博

委　　　　员

各省市项目组分管领导和主要专家

（山东省）武继彪　欧阳兵　张成博　贾青顺

（江苏省）吴勉华　周仲瑛　段金廒　胡　烈

（上海市）张怀琼　季　光　严世芸　段逸山

（福建省）阮诗玮　陈立典　李灿东　纪立金

（浙江省）徐伟伟　范永升　柴可群　盛增秀

（陕西省）黄立勋　呼　燕　魏少阳　苏荣彪

（河南省）夏祖昌　刘文第　韩新峰　许敬生

（辽宁省）杨关林　康廷国　石　岩　李德新

（四川省）杨殿兴　梁繁荣　余曙光　张　毅

各项目组负责人

王振国（山东省）　　王旭东（江苏省）　　张如青（上海市）

李灿东（福建省）　　陈勇毅（浙江省）　　焦振廉（陕西省）

蔡永敏（河南省）　　鞠宝兆（辽宁省）　　和中浚（四川省）

前 言

　　中医药古籍是传承中华优秀文化的重要载体，也是中医学传承数千年的知识宝库，凝聚着中华民族特有的精神价值、思维方法、生命理论和医疗经验，不仅对于传承中医学术具有重要的历史价值，更是现代中医药科技创新和学术进步的源头和根基。保护和利用好中医药古籍，是弘扬中国优秀传统文化、传承中医学术的必由之路，事关中医药事业发展全局。

　　1949 年以来，在政府的大力支持和推动下，开展了系统的中医药古籍整理研究。1958 年，国务院科学规划委员会古籍整理出版规划小组在北京成立，负责指导全国的古籍整理出版工作。1982 年，国务院古籍整理出版规划小组召开全国古籍整理出版规划会议，制定了《古籍整理出版规划（1982—1990）》，卫生部先后下达了两批 200 余种中医古籍整理任务，掀起了中医古籍整理研究的新高潮，对中医文化与学术的弘扬、传承和发展，发挥了极其重要的作用，产生了不可估量的深远影响。

　　2007 年《国务院办公厅关于进一步加强古籍保护工作的意见》明确提出进一步加强古籍整理、出版和研究利用，以及

"保护为主、抢救第一、合理利用、加强管理"的方针。2009年《国务院关于扶持和促进中医药事业发展的若干意见》指出，要"开展中医药古籍普查登记，建立综合信息数据库和珍贵古籍名录，加强整理、出版、研究和利用"。《中医药创新发展规划纲要（2006—2020）》强调继承与创新并重，推动中医药传承与创新发展。

2003～2010年，国家财政多次立项支持中国中医科学院开展针对性中医药古籍抢救保护工作，在中国中医科学院图书馆设立全国唯一的行业古籍保护中心，影印抢救濒危珍本、孤本中医古籍1640余种；整理发布《中国中医古籍总目》；遴选351种孤本收入《中医古籍孤本大全》影印出版；开展了海外中医古籍目录调研和孤本回归工作，收集了11个国家和2个地区137个图书馆的240余种书目，基本摸清流失海外的中医古籍现状，确定国内失传的中医药古籍共有220种，复制出版海外所藏中医药古籍133种。2010年，国家财政部、国家中医药管理局设立"中医药古籍保护与利用能力建设项目"，资助整理400余种中医药古籍，并着眼于加强中医药古籍保护和研究机构建设，培养中医古籍整理研究的后备人才，全面提高中医药古籍保护与利用能力。

在此，国家中医药管理局成立了中医药古籍保护和利用专家组和项目办公室，专家组负责项目指导、咨询、质量把关，项目办公室负责实施过程的统筹协调。专家组成员对古籍整理研究具有丰富的经验，有的专家从事古籍整理研究长达70余年，深知中医药古籍整理研究的重要性、艰巨性与复杂性，履行职责认真务实。专家组从书目确定、版本选择、点校、注释等各方面，为项目实施提供了强有力的专业指导。老一辈专家的学术水平和智慧，是项目成功的重要保证。项目承担单位山东中医药大学、南京中医药大学、上海中医药大学、福建中医药大学、浙江省中医药研究院、陕西省中医药研究院、河南省中医药研究院、辽宁中医药大学、成都中医药大学及所在省市中医药管理部门精心组织，充分发挥区域间互补协作的优势，并得到承担项目出版工作的中国中医药出版社大力配合，全面推进中医药古籍保护与利用网络体系的构建和人才队伍建设，使一批有志于中医学术传承与古籍整理工作的人才凝聚在一起，研究队伍日益壮大，研究水平不断提高。

本着"抢救、保护、发掘、利用"的理念，该项目重点选择近60年未曾出版的重要古医籍，综合考虑所选古籍的保护价值、学术价值和实用价值。400余种中医药古籍涵盖了医经、基础理论、诊法、伤寒金匮、温病、本草、方书、内科、外科、女科、儿科、伤科、眼科、咽喉口齿、针灸推拿、养生、医案医话医论、医史、临证综合等门类，跨越唐、宋、金元、明以迄清末。全部古籍均按照项目办公室组织完成的行业标准《中医古籍整理规范》及《中医药古籍整理细则》进行整理校注，绝大多数中医药古籍是第一次校注出版，一批孤本、稿本、抄本更是首次整理面世。对一些重要学术问题的研究成果，则集中收录于各书的"校注说明"或"校注后记"中。

"既出书又出人"是本项目追求的目标。近年来，中医药古籍整理工作形势严峻，老一辈逐渐退出，新一代普遍存在整理研究古籍的经验不足、专业思想不坚定等问题，使中医古籍整理面临人才流失严重、青黄不接的局面。通过本项目实施，搭建平台，完善机制，培养队伍，提升能力，经过近5年的建设，锻炼了一批优秀人才，老中青三代齐聚一堂，有效地稳定了研究队伍，为中医药古籍整理工作的开展和中医文化与学术的传承提供必备的知识和人才储备。

本项目的实施与《中国古医籍整理丛书》的出版，对于加强中医药古籍文献研究队伍建设、建立古籍研究平台，提高古籍整理水平均具有积极的推动作用，对弘扬我国优秀传统文化，推进中医药继承创新，进一步发挥中医药服务民众的养生保健与防病治病作用将产生深远影响。

第九届、第十届全国人大常委会副委员长许嘉璐先生，国家卫生计生委副主任、国家中医药管理局局长、中华中医药学会会长王国强先生，我国著名医史文献专家、中国中医科学院马继兴先生在百忙之中为丛书作序，我们深表敬意和感谢。

由于参与校注整理工作的人员较多，水平不一，诸多方面尚未臻完善，希望专家、读者不吝赐教。

国家中医药管理局中医药古籍保护与利用能力建设项目办公室
二〇一四年十二月

许 序

　　"中医"之名立，迄今不逾百年，所以冠以"中"字者，以别于"洋"与"西"也。慎思之，明辨之，斯名之出，无奈耳，或亦时人不甘泯没而特标其犹在之举也。

　　前此，祖传医术（今世方称为"学"）绵延数千载，救民无数；华夏屡遭时疫，皆仰之以度困厄。中华民族之未如印第安遭染殖民者所携疾病而族灭者，中医之功也。

　　医兴则国兴，国强则医强。百年运衰，岂但国土肢解，五千年文明亦不得全，非遭泯灭，即蒙冤扭曲。西方医学以其捷便速效，始则为传教之利器，继则以"科学"之冕畅行于中华。中医虽为内外所夹击，斥之为蒙昧，为伪医，然四亿同胞衣食不保，得获西医之益者甚寡，中医犹为人民之所赖。虽然，中国医学日益陵替，乃不可免，势使之然也。呜呼！覆巢之下安有完卵？

　　嗣后，国家新生，中医旋即得以重振，与西医并举，探寻结合之路。今也，中华诸多文化，自民俗、礼仪、工艺、戏曲、历史、文学，以至伦理、信仰，皆渐复起，中国医学之兴乃属必然。

迄今中医犹为国家医疗系统之辅，城市尤甚。何哉？盖一则西医赖声、光、电技术而于 20 世纪发展极速，中医则难见其进。二则国人惊羡西医之"立竿见影"，遂以为其事事胜于中医。然西医已自觉将入绝境：其若干医法正负效应相若，甚或负远逾于正；研究医理者，渐知人乃一整体，心、身非如中世纪所认定为二对立物，且人体亦非宇宙之中心，仅为其一小单位，与宇宙万象万物息息相关。认识至此，其已向中国医学之理念"靠拢"矣，虽彼未必知中国医学何如也。唯其不知中国医理何如，纯由其实践而有所悟，益以证中国之认识人体不为伪，亦不为玄虚。然国人知此趋向者，几人？

国医欲再现宋明清高峰，成国中主流医学，则一须继承，一须创新。继承则必深研原典，激清汰浊，复吸纳西医及我藏、蒙、维、回、苗、彝诸民族医术之精华；创新之道，在于今之科技，既用其器，亦参照其道，反思己之医理，审问之，笃行之，深化之，普及之，于普及中认知人体及环境古今之异，以建成当代国医理论。欲达于斯境，或需百年欤？予恐西医既已醒悟，若加力吸收中医精粹，促中医西医深度结合，形成 21 世纪之新医学，届时"制高点"将在何方？国人于此转折之机，能不忧虑而奋力乎？

予所谓深研之原典，非指一二习见之书、千古权威之作；就医界整体言之，所传所承自应为医籍之全部。盖后世名医所著，乃其秉诸前人所述，总结终生行医用药经验所得，自当已成今世、后世之要籍。

盛世修典，信然。盖典籍得修，方可言传言承。虽前此 50 余载已启医籍整理、出版之役，惜旋即中辍。阅 20 载再兴整理、出版之潮，世所罕见之要籍千余部陆续问世，洋洋大观。

今复有"中医药古籍保护与利用能力建设"之工程，集九省市专家，历经五载，董理出版自唐迄清医籍，都400余种，凡中医之基础医理、伤寒、温病及各科诊治、医案医话、推拿本草，俱涵盖之。

噫！璐既知此，能不胜其悦乎？汇集刻印医籍，自古有之，然孰与今世之盛且精也！自今而后，中国医家及患者，得览斯典，当于前人益敬而畏之矣。中华民族之屡经灾难而益蕃，乃至未来之永续，端赖之也，自今以往岂可不后出转精乎？典籍既蜂出矣，余则有望于来者。

谨序。

第九届、十届全国人大常委会副委员长

许嘉璐

二〇一四年冬

王 序

　　中医学是中华民族在长期生产生活实践中，在与疾病作斗争中逐步形成并不断丰富发展的医学科学，是中国古代科学的瑰宝，为中华民族的繁衍昌盛作出了巨大贡献，对世界文明进步产生了积极影响。时至今日，中医学作为我国医学的特色和重要医药卫生资源，与西医学相互补充、相互促进、协调发展，共同担负着维护和促进人民健康的任务，已成为我国医药卫生事业的重要特征和显著优势。

　　中医药古籍在存世的中华古籍中占有相当重要的比重，不仅是中医学术传承数千年最为重要的知识载体，也是中医为中华民族繁衍昌盛发挥重要作用的历史见证。中医药典籍不仅承载着中医的学术经验，而且蕴含着中华民族优秀的思想文化，凝聚着中华民族的聪明智慧，是祖先留给我们的宝贵物质财富和精神财富。加强对中医药古籍的保护与利用，既是中医学发展的需要，也是传承中华文化的迫切要求，更是历史赋予我们的责任。

　　2010 年，国家中医药管理局启动了中医药古籍保护与利用能力建设项目。这既是传承中医药的重要工程，也是弘扬优秀民族文化的重要举措，不仅能够全面推进中医药的有效继承和创新发展，为维护人民健康做出贡献，也能够彰显中华民族的璀璨文化，为实现中华民族伟大复兴的中国梦作出贡献。

相信这项工作一定能造福当今，嘉惠后世，福泽绵长。

国家卫生与计划生育委员会副主任

国家中医药管理局局长

中华中医药学会会长

王国强

二〇一四年十二月

王序

二

马 序

新中国成立以来，党和国家高度重视中医药事业发展，重视古籍的保护、整理和研究工作。自 1958 年始，国务院先后成立了三届古籍整理出版规划小组，分别由齐燕铭、李一氓、匡亚明担任组长，主持制订了《整理和出版古籍十年规划（1962—1972）》《古籍整理出版规划（1982—1990）》《中国古籍整理出版十年规划和"八五"计划（1991—2000）》等，而第三次规划中医药古籍整理即纳入其中。1982 年 9 月，卫生部下发《1982—1990 年中医古籍整理出版规划》，1983 年 1 月，中医古籍整理出版办公室正式成立，保证了中医古籍整理出版规划的实施。2002 年 2 月，《国家古籍整理出版"十五"（2001—2005）重点规划》经新闻出版署和全国古籍整理出版规划领导小组批准，颁布实施。其后，又陆续制定了国家古籍整理出版"十一五"和"十二五"重点规划。国家财政多次立项支持中国中医科学院开展针对性中医药古籍抢救保护工作，文化部在中国中医科学院图书馆专门设立全国唯一的行业古籍保护中心，国家先后投入中医药古籍保护专项经费超过 3000 万元，影印抢救濒危珍、善、孤本中医古籍 1640 余种，开展了海外中医古籍目录调研和孤本回归工作。2010 年，国家财政部、国家中医药管理局安排国家公共卫生专项资金，设立了"中医药古籍保护与利用能力建设项目"，这是继 1982～1986 年第一批、第二批重要中医药古籍整理之后的又一次大规模古籍整理工程，重点整理新中国成立后未曾出版的重要古籍，目标是形成并普及规范的通行本、传世本。

为保证项目的顺利实施，项目组特别成立了专家组，承担咨询和技术指导，以及古籍出版之前的审定工作。专家组中的许多成员虽逾古稀之年，但老骥伏枥，孜孜不倦，不仅对项目进行宏观指导和质量把关，更重要的是通过古籍整理，以老带新，言传身教，培养一批中医药古籍整理研究的后备人才，促进了中医药古籍保护和研究机构建设，全面提升了我国中医药古籍保护与利用能力。

作为项目组顾问之一，我深感中医药古籍保护、抢救与整理工作的重要性和紧迫性，也深知传承中医药古籍整理经验任重而道远。令人欣慰的是，在项目实施过程中，我看到了老中青三代的紧密衔接，看到了大家的坚持和努力，看到了年轻一代的成长。相信中医药古籍整理工作的将来会越来越好，中医药学的发展会越来越好。

欣喜之余，以是为序。

中国中医科学院研究员

马继兴

二〇一四年十二月

校注说明

《仁寿镜》由孟葑著。孟葑，生卒年不可考，清代医家，精通妇科、儿科。《仁寿镜》分宁阃集、宜男集、益母集、保赤集四卷。

本次整理选用清光绪十八年壬辰（1892）卜文记刻本（简称"壬辰本"）作为底本，主校本为清光绪二十一年乙未（1895）渝城述古堂刻本（简称"乙未本"）。校注原则如下：

1. 采用简体字横排，用新式标点符号，对原文进行重新标点。

2. 凡底本中因写刻致误的明显错别字，予以径改，不出校记。

3. 底本中的异体字、古字、俗写字，统一以规范字律齐，不出校记。

4. 底本中药名、人名与现在通行者不同，予以径改，不出校记。如"山查"径改"山楂"，"荳"径改"豆"，"吐丝"或"兔丝"径改"菟丝"，"斑毛"径改"斑蝥"，"陶宏景"径改"陶弘景"。底本中药物异名不改，若见难懂者，出注说明。底本药物剂量为"一十"者径改为"十"。若底本中药名使用音同音近字，均以规范药名律之，不出校记。

5. 原书中的方位词"右"统一径改为"上"，"左"统一径改为"下"。

6. 底本原有目录，此次校注为方便查阅，据正文厘订目录。

7. 原书每卷前有"会稽孟葑不病人辑"字样，今一并删去。

    8. 对个别冷僻字词加以注音和解释。

    9. 原书中"症""证"混用，难以按现在中医书中概念逐一区分，凡不影响原意的，一般不改不注。

    10. 原书中有些观点，希望读者能够批判性继承。

弁　言

　　天地一生生不已之机也。凡跂行喙息①、蠕飞蠉动②之类，同秉此生质，即同具此生机，此其中盖有真宰③存焉，初不关乎矫揉造作④也。顾⑤跂行喙息、蠕飞蠉动之类，皆能无思无虑，并生并育于两大之间。人为万物之灵，或反不能自畅其生机，此何故哉？盖后起之嗜欲日纷，则先天之真元日削。譬诸树木，本实先拨⑥，安望枝叶茂盛乎？是故善治田畴者，必先滋培于播种之先，而后能收获于秋成之后。善绵嗣续者，必先自葆其冲和之性，而后能默畅其生育之机。其事虽殊，其理则一。世之艰于子嗣者，不知涵养心田、栽培善果，信巫媪方士之说，以旁门左道为事，舍本而逐末，何怪其徒劳无功也。是编采辑先哲名言，折衷至当，计分四类，曰宁阃⑦，曰宜男，曰益母，曰保赤，而总名之曰《仁寿镜》。劝人行善，所以培其本也；教人节欲，所以裕其源也。胪列方药，使人一览了然，所以补其偏而救其弊也。实足泄

---

　　①　跂（qí 歧）行喙息：跂行，有足而行者也；喙息，有口能息者也。泛指人和一切动物。

　　②　蠉（xuān 宣）飞蠕动：蠉，虫动貌。指昆虫的飞翔、爬行。

　　③　真宰：指自然之性。

　　④　矫揉造作：矫，使弯的变成直的；揉，使直的变成弯的。比喻故意做作，不自然。

　　⑤　顾：但，不过。

　　⑥　拨：断绝，折。

　　⑦　阃（kǔn 捆）：指闺门，妇女所居处，引申指妇女。

造化之秘，济人力之穷。诚能随时省览，择善而从，将见阳和①广被，黍谷生春，天地生生不已之机至是而益畅，岂不美哉！

光绪壬辰秋日兰月楼主书于海上

---

① 阳和：春天的暖气，借指春天。

目　录

宁阃集卷一上

和 月

总 论

经国谨按：《内经》曰：女子七岁，肾气盛，齿更发长。二七而天癸至，任脉通，太冲脉盛，月事以时下。云云。每思月事何以独见于女人？盖缘男子属阳，气多血少；女子属阴，血多气少。故男子之血生于心，纳于肝，以次入肾而变精。女子之血亦生于心，却由心经胞络下注肝肾，其有余者注胞，虚而为月事。此王冰所以有阴盛海满而出血之论也。但月事又有和、有不和者，曷故？盖冲为血海，任主胞胎，手太阳小肠之经也。此二经相为表里，主上为乳汁，下为月水，是月水乃经络之余。若女人能于饮食、起居之间，冷热调和，气血不伤，则冲任二脉气盛，太阳、少阴所主之血宣流，依时而下，三旬一见，有似月盈则亏之义，故曰月水。倘或饮食、起居劳伤血气，寒热乖违，经脉即虚。虚则邪气乘之，邪客于血，或寒或热，寒则血结，热则血消，月事因之不和，此经所以有月事不来、胞脉闭者之语也。察其不和之症，有经闭不通者，有经绝不行者，有终身不月者，有先期后期、乍行乍止、血鲜血淡、疼痛带浊之不同。医家施治，自当推类求之。如经闭不通，时常作痛，此因瘀血内积所致，易于治理，不过用驱逐攻之。若经绝不行，或因心事不遂，以致心血消耗，乏血归肝，因而出纳之令枯竭；或因相火妄动，煎熬真阴，薰蒸血海，名曰血枯，此症劳病多主之；或因二阳之病，发自心脾，男子不得隐曲，女子不行月事。夫二阳者，胃与大肠也。胃主纳食，大肠主运化。经曰：食气入胃，浊气归心，淫精于脉。饮食于胃，游溢精气，上输于脾。今肠胃既病，则不运不化，心脾何所资乎？心脾因无所资，故男不生精，女不生血。精血既无从生，故在男子，有不得隐曲，在女子，有月事不行矣，此所谓经绝之候也。又思脾与胃为表里，久则传入于脾，名为风消。风消者，销铄羸瘦，以脾主肌肉故也。肺与大肠为表里，久则延入于肺，为喘息奔急，以肺主气故也。若兼入心，则三脏三腑俱病，故曰死不治。至若女人有终身不月者，必便血。盖因胃上口，名贲门，与心相连。血错经而妄行，不入心而入胃腕①，下至幽门，达小肠阑门，以次传入大肠，此秘验也。其有经水先期者，多属血热。四物汤用生地加丹皮、芩、连、炒香附最宜。若血色鲜红，更主热盛。经言：热则流通。自应将前药倍生地、丹皮、白芍、芩、连为是。设或过期，多因血少，宜以四物借熟地、当归、芩、术、炙草，红花少许；过期而色淡的，属血虚挟痰，二陈加芎、归、白芍、香附、阿胶；血紫者，气之热；血黑者，热之甚；血成块者，气之滞，多作腹痛；紫黑，四物用生地，加香附、芩、连、丹皮、延胡、蒲黄；血块，用归尾、芎、芍、五灵脂、三棱、莪术、香附、桃仁、红花；腹痛若甚，乳香、没药，却而止之，复何疑哉？更思红行未尽而乍止，其症有三：一因暴怒郁结，以致气滞不行，宜用芎、归、香附、延胡、红花、炒芍、丹皮、乌药、木香之类以行之；二因形寒饮冷，以致心血凝滞，前药中宜加砂仁、炒干姜消息之；三因伤寒，经水适来适断，热入血室，往来寒热，似疟非疟，或昼则明了，夜则谵

---

① 腕：据文义，当为"脘"。

语，如见鬼状，俱用小柴胡。有因汗行作痛，属气血实，或云气之阳，俱用生地、川芎、归尾、炒连、香附、桃仁、红花、延胡、丹皮、莪术、白芷。行后绵绵作痛，属气血虚，亦用四物倍归身、阿胶、熟地，加参、术、红花、炙甘以补之。亦有因血行气滞致行未尽者，宜前药选用，仍用木香、槟榔、元胡、香附、乌药、莪术以行之。更有经行带下赤白者，属湿热，宜用四物合二陈、二妙散。此一定也。大凡治女病，首重调经，调经大旨不外前叙数症。善医者，临症察脉而详究之，思过半矣。至能预先调养，不使成病，毋劳医药。是诚徙薪曲突①之良法。他日种子，岂无一树十获哉？识者请详味之。

附和月要言

经国：又思天地生生之理，不过阴阳二炁②。合则生之理全，分则人之质定。故男秉阳，女秉阴。男肖日，女肖月。男子生气，一日一动；女子生气，一月一周。夜半子时，男子生机所发；月经行日，女子生意所萌。能于此生生之时加意保护，不特此时可以却病延年，将见他年生生不已之机胥③赖乎此，安可不预为调养乎？惟是世间女子本较男子安逸，若富贵之家、闺阁中人，锦衣美食，重楼邃室，固无饥寒风露之虞，亦免筋力苦劳之事，比之乡村女子，逸乐万倍，宜若无损于身矣。奈何痨瘵偏多，疾病恒有，其故何哉？盖缘受病甚微，起于所忽而不自知也。夫女子年当十四，天癸已至，月事时下，正在生意勃然。凡后此之以生以育，莫不由此。第其将行之际，新者

---

　　① 徙薪曲突：搬开灶旁柴火，将直的烟囱改成弯的。本谓预防火灾，比喻先采取措施，防患于未然。

　　② 炁（qì 气）：同"气"。

　　③ 胥（xū 须）：全，都。

未生，旧者欲去，必有一种烦躁之态异于平时。为之母者，必当告知行经之先，一切起居加意调摄，劳碌气恼俱不宜犯。其最要者，断勿饮食生冷之物并以冷水洗濯手足、坐卧凉湿之区。盖寒冷乃肃杀之气，最害生意。当此行经之时，百骸、四肢、毛孔俱开，旧血故能入于冲脉而下。若脾胃、手足一受寒气，欲下之血停留不行。始则不过毫厘之聚，逐日血行周身，行至凝滞之处，阻而不行，从此日积月多，于是瘀血、痨、癥瘕、痞块、膈噎及行经疼痛、短缩等症所由起矣。至于净后一二日内，百骸四肢俱生新血，因其先受冷气，竟将生机郁遏。无论何处受冷，即何处不能生发。于是血枯、痨症、黄瘦无力、心脾胀闷、月经过期、白带诸症又成矣。此女子、妇人得病之原委也。但念当时感受甚微，全然未觉。幸延精细良医治之，庶几望愈可速。倘来粗疏术士，迨至成病，悔将焉及。既不细切脉理，又未根问病由，混开一方，冒昧施治，何怪服之无效哉，何怪病之益深哉！况每见富贵家妇女，素习骄恣，复以暗病尤多掩饰，甜瓜冷果喜其适口，禁戒未能，所以胃气内寒，见寒便畏。岂知一时之爽利有限，日久之疾病难除，以致脏腑受敌，生育为难。种种受害，良堪惋惜。今将得病来由详细指出，伏愿天下女子、妇人能于行经以前戒生戒冷，并戒气恼，犹如产后调摄一般，每月不过五六日，便可终身无病，生气益然。即偶染微疴，服药亦易奏效。故凡去积行瘀须于经行之时，趁势下之。补养调理须于经净一日，乘机助之，事半功倍。此中实具至妙元机①焉。今天下良医固多，而庸者亦复不少。设有女子、妇人见此书而能信心依行，勿蹈故辙。有不闺阃安宁者，

① 元机：玄机。清人为避清圣祖玄烨名讳，改"玄"为"元"。

仁寿镜

四

誓断吾舌。篡时特赘数语于前，俾有则改之，无则加勉，庶几少助天地大生之德云。

经国又按：妇人尺脉常盛而右手脉大，皆其常也。若右尺脉微涩圆浮，或右寸脉泥急，或尺脉滑而断绝不匀，皆经闭不调之候。又妇人尺脉微迟而居经，月事三月一下。若尺脉微弱而涩，小腹冷，恶寒，年少得之为无子，年大得之为绝产。此皆历按试验过也。精于岐黄者，当细察而熟筹之。应服各方附后。

调经方

四物汤

生地　当归　川芎　白芍

此乃妇女调经之总司。

二陈汤

陈皮　茯苓各一钱　生甘五分　制夏三分　姜三片

治过期色淡挟痰，本方加当归。

导痰汤　治肥人体胖，脂满，经闭。

半夏汤泡七次，四两　天南星泡，去皮　枳实去穰，面炒　赤茯去皮　陈皮去白，各一两　炙甘五钱

每服四钱，水一盏半，姜十片，煎八分，食后温服。

本方加芎、归、黄连，不可用地黄，以滞故也，如用必以姜汁炒过入药。身肥亦由痰多，脂膜闭塞子宫，不能受精而施化也，宜服前药。肥人往往艰于生育者以此用，特表之。

四物二妙散　治经行、带下赤白属湿热。

黄柏乳浸，一两　茅苍术米泔浸七日　生地　当归　白芍　川芎各等分

为末或丸，空心酒下或米饮下一二钱。

通用调经养血清热方

川归　白芍　条芩各七分　白术　茯苓各八分　生地　知母　陈皮　香附醋炒，各五分　元胡　丹皮各四分　黄连　生甘各三分

加莲子三粒，水煎，食远服。

治月经过期不行方　补血行血。

川归一钱五分　熟地　白芍　香附各一钱　苏木　莪术各八分　川芎　杜仲　生甘各五分　木通七分　桃仁去皮、尖，三十枚　红花三分

酒水各半，煎服。

治月经先期方　养血凉血。

归身一钱五分　生地　条芩　香附醋炒，各一钱　黄连炒　白芍各八分　阿胶　艾叶　川芎　生甘　黄柏　知母各八分

水煎服。

治经水过多不止方　滋阴固经涩带①。

黄芩炒　龟板炙、捣　白芍各一两　樗根白皮七钱　黄柏三钱　香附醋炒，二钱

酒糊丸，梧子大，白汤下六十丸，务须空心服。

治妇人、室女经水不调方

晚蚕砂一两

用酒水各半煎服，立通。已试验过多人。

胶艾汤　治劳伤气血，冲任虚损，月事过多，淋漓不止，胎漏脉。

阿胶蛤粉炒成珠　川芎　生甘各五分　川归　艾叶各七分　熟地　白芍各一钱

---

①　涩带：原作"带涩"，据文义乙正。

水煎，空心温服。

又一方，加黑地榆、黄芪。因气虚故也。

乌药汤　治妇人血海疼。

香附醋炒，二钱　川归一钱　木香　生甘各五分　乌药二钱五分

水煎，食前温服。

治妇人经水不调，行时腹痛，体厚者服之，其验。

归尾　陈皮　茯苓各一钱　香附醋炒　赤芍　元胡　条芩各

八分　丹皮　乌药各七分　生地二钱

水煎，食前温服。

养血调经丸　瘦弱气虚者宜常服。

生地　当归各一两　益母草八钱　川芎　阿胶　条芩　茅术

米泔泡透　白术各七钱　赤芍　丹皮　党参　黄柏各五钱

蜜丸梧子大，食远米汤下二钱，加至三钱。

经验没药散　治经闭作痛，服之经行痛止。

没药二钱五分　桃仁　红花各七分

为末，酒调下，立止。

治经水行而作痛，血凝气滞故也。未行三日前，服至行时止。

香附醋炒，三钱　白芍酒炒，一钱五分　丹皮一钱五分　川芎

元胡　乌药　桃仁去皮、尖，各一钱　川归酒制，二钱

水、酒各半煎，空心服。

治经水行后作痛，腰背腿皆疼，气血两虚故也。行尽时

服之。

熟地三钱　当归三钱　茯苓二钱　杜仲姜制，一钱五分　白术七

分　党参二钱　川芎四分　甘草三分

水、酒各半煎，食远服。

治经水行五六日不止者，血热、血虚故也。

茯苓二钱　　熟地酒洗　　黄芩　　川连各一钱五分　　生地酒洗　　炙芪　　蒲黄炒黑　　当归各一钱　　党参三钱　　生甘五分

水煎，食远温服。

治经水来多，虚弱无力，腰背腿疼，饮食减少。

当归头　　熟地酒洗　　生地酒洗，各一钱半　　麦冬去心，一钱　　黄芩一钱　　党参三钱　　白术二钱　　炙芪五分　　北五味九粒　　炙甘三分

水煎服。

治经水来少，血虚气弱故也。

酒当归　　白术各二钱　　炙芪　　熟地各二钱　　党参　　茯苓各二钱　　白芍一钱　　陈皮　　川芎各四分　　炙甘五分

水煎服。

治经水桃花色，此因血虚胃弱，行后服三五剂。

酒归二钱　　熟地一钱五分　　党参三钱　　白芍　　茯苓　　白术　　神曲各一钱　　陈皮八分　　川芎五分　　砂仁六分　　炙甘三分

水煎服。

治经水紫色，此因血热，行二日后服四五剂。

生地　　条芩各二钱　　白芍一钱五分　　蔓荆子　　荆芥　　黑山栀　　炒蒲黄各一钱　　生甘五分　　酒红花三分

水煎服。

治经水成片成块，此因血热极所致，行一日间服一二剂。

白芍二钱　　生地　　黄芩　　红花　　蒲黄　　元胡各一钱　　丹皮　　生甘各五分

水煎服。

治经水因风热成片块，行二日间服至愈止。

香附炒　　桂枝　　乌药　　元胡　　桃仁去尖、皮　　五灵脂　　陈皮　　紫苏　　川归　　川芎各一钱　　丹皮六分　　生甘三分

水煎服。

治经水过期气寒者，至期服至行经。

当归三钱　煅干姜　川芎　陈皮　元胡　桃仁去尖、皮，各一钱　乌药六分　上桂心五分　丹皮五分　生甘三分

水煎服。

治经水过期血少者，至期服至行经。

当归四钱　香附醋炒，二钱　熟地　川芎一钱五分　党参三钱　茯苓一钱　陈皮一钱　生甘三分

水煎服。

治气虚不及期而行，行后服至三五剂。

条芩一钱五分　党参三钱　炙芪二钱　白术　茯苓　生地　熟地各一钱　生甘三分

水煎服。

治妇人、室女经闭不行，将成劳病，憎寒发热等症。断不宜服峻补药，此方最良。

马鞭穗　荆芥穗各二钱　川归酒洗　赤芍　艾梗各一钱　川芎六分　丹皮五分　上上肉桂心三分　枳壳麸炒，三钱　乌梅六分，去核

水两钟，煎一钟，略温服。试服过多人，极验。

又一方，无艾梗，治血聚四肢，或为浮肿，并兼上症。

治妇人五十外行经不止，作败血论，此方最良。

茜根　苏木　生地各一两　侧柏叶炙黄　条芩各五钱　阿胶蛤粉炒，五钱，成珠　胎发一团，烧灰存性

前药每作六剂，水煎，将发灰作六次投入服之。

治妇人经来，遍身肢节、筋骨疼痛。

当归　上上安桂心　元胡各等分，为末

陈酒调下三钱。如用蜜丸，酒吞三钱亦可，务用陈好酒随量下。

四物汤 妇人调经总司之要药，照后随症增减。

月事不来，虚中有热者，加黄芩；月事先期，属血热者，用生地去熟地，加丹皮、芩、连、香附，肥人加没药；月事过期，属血少者，倍归、地，加参、术，兼祛痰药；月事过期，色紫黑成块作痛，属血热者，加黄连、香附；血结而经闭者，加桃仁、红花；瘦人子宫无血，精气不聚，令人无子，加养血滋阴药。

月事临行作痛，属血实。一云瘀血郁滞，加桃仁、香附、黄连、红花，或加元胡、莪术、木香。热加柴胡、黄芩。

十五味调经丸 治经水乍多乍少，或行或止，或腿膝疼痛，或小腹饱闷，寒热往来，不思饮食，骨蒸烦热，遍身作痛，手足疲软，困倦无力而不受孕者。

川归酒洗，四两　香附十两，分作三份，童便、酒、醋各浸一宿，炒用　丹皮二两　艾梗叶醋炒　砂仁　牛膝　木香　熟地　白术土炒　川芎酒洗　骨皮　枳实　茯苓　条芩酒炒　元胡酒炒　杜仲姜汁炒，各三两

酒糊丸，梧子大，每日空心下六七十丸。

经血不止必效丹方

红鸡冠花晒干为末，每服二钱，空心酒调下，忌食鱼腥、猪肉。

又方，侧柏叶、木贼，并微炒焦，等分为末，每次米饮服二钱。

又方，木芙蓉花、莲蓬壳，等分为末，米饮下二钱。

又方，炒白芍、炒香附、熟艾叶各一钱五分，水煎服。

月红久闭，逆从口鼻出血，必效丹方。

先以顶好陈京墨浓磨一盏，服之，其血立止。须用归尾、红花各三钱，水一钟半，煎八分服。

又方，韭菜，捣汁，一盏，入童便半盏，煮汤服。

经水先期及白带必效方

当归八分　白芍八分　茯苓七分　白术七分　苍术米泔泡　元胡　香附醋炒　陈皮　川芎　花粉　黄柏各三分

水煎服。

宁阃集卷一中

崩　漏

总　论

经国按：妇人崩中之症，多由损伤脏腑、冲任二脉，气血两虚而然。经曰：冲脉者，经脉之海；任脉者，任于前。王冰曰：任脉通，冲脉盛，月事以时下者是也。故二脉平和，外循经络，内荣脏腑，何崩漏之有？若劳动过极，七情六欲，内伤脏腑，则冲任之脉虚，不能约束经血，忽然暴下，若山崩然，故曰崩中。其症有虚有实，虚则渗下，热则流通。又有虚实相兼者。急则治其标，宜用白芷煎汤调百草霜或棕榈灰、五灵脂，半生半炒，俱用酒调下二三钱。缓则治其本，气虚者补中益气，加熟地、蒲黄、香附；若饮食少者，宜参苓白术散，健脾有验；血虚者，四物加阿胶、蒲黄、参、术；有热者，通用炒芩连、黄柏、炒黑山栀、生地、地榆；脱血过甚者，用地榆、棕榈灰、蒲黄、干姜、炒山栀、香附、五灵脂，兼凉兼止。药味必炒黑者，以黑胜红，即以水制火之义也。余思东垣治崩中，专主于寒，亦不可谓无其症，俱须审厥脉候。果系沉迟微细，方可选用干姜、良姜、茴香、桂、附之类，或久病得此更宜，所谓久病非热是也。然东垣论崩漏不止有三症：一症因脾胃虚损，下临于肾，与相火合，湿热下崩迫，遂漏不止；一症因先富后贫，心事不快，郁闷伤脾，饮食少进，血液不生，经自漏矣；一症因悲哀太甚，先损于肺，而心胞络之脉无所营，亦绝于内，故火动而数溲血也。总之，是寒是热，或因损伤何脏何腑，必以脉候为定评。兹恐有不慎于始而患此症者，特述其由，以俟后世之良医参治耳。附方列后。

崩漏方

崩漏多因气虚下陷。

香附_{醋炒，一钱} 酒归身_{一钱} 白芍_{一钱} 白术_{土炒，二钱} 棕榈灰_{一钱} 川芎 炙芪 蒲黄 黑地榆 党参_{各二钱} 升麻_{三分} 柴胡_{三分}

水煎服。

补中益气汤 治气虚崩下。

炙芪 当归 熟地 党参 白术_{土炒} 茯神 炙甘 升麻 柴胡 陈皮 蒲黄 香附

水煎服。

四物汤 治血虚崩下。

熟地 当归 白芍 川芎

本方加阿胶、蒲黄、党参、白术。

凉血地黄汤 治女人血崩。此症由于肾水亏涸，阴分大虚，不能镇胞络相火，故血走而崩漏。

黄芩 荆芥 蔓荆子 黄柏 知母 藁本 川芎_{各二分} 黄连 羌活 柴胡 升麻 防风_{各三分} 生地 当归_{各五分} 生甘_{三分} 红花_{一分}

水煎服。细辛①二分。

治赤白崩，兼治赤白带。

熟地 当归 蕲艾_{各五钱} 党参_{三钱} 白芷 川芎 生地_{各二钱}

---

① 细辛：诸本均作"辛细"，据《兰室秘藏》卷中同方改。

共合为一剂。水四大钟，煎至三钟，入鸡蛋三枚在内煮，服下药。

又方

党参三钱　炙芪二钱　白术土炒，二钱　阿胶蛤粉炒成珠，三钱　条芩一钱五分　香附醋炒，二钱　升麻八分　荆芥一钱五分　熟地三钱　白芍二钱　川芎一钱五分　当归二钱

水煎服。

宁阃集卷一下

带 下

总 论

经国按：带下之症，因湿热流注于带脉而下浊液，故曰带下。赤者属血分，自小肠来，湿热居多。治宜芩、连、栀子、二妙散、丹皮、生地、归、芍。白者属气分，自大肠来，湿痰居多。治宜二陈加南星、川芎、炒薏苡、醋制香附、瓦楞子、海石、蛤粉、苍术、白术、滑石。又肥人多痰，瘦人多热，用药与上仿佛。丹溪云：同是胃中湿热，积痰流下，渗入胞胎，务须禁绝厚味、煎炒、油腻。有气虚脱者，补中益气、调中益气、温补兼升举之法。血虚者，四物、二妙，加附、胶、贝母、香附。东垣治带下，专主于寒，用干姜、良姜、木香、附子、延胡、桂心、乌药之类。蒙谓属湿热与痰居多，属寒者少，依丹溪为是。然治病岂可稍存偏执之见，总在临症细按其脉而详察之。幸望精于岐黄者加之意焉。

带下方

治赤带方 赤属血分，自小肠来，湿热居多。

黄芩　黄连　黄柏　黑栀子　丹皮　苍术米泔泡　当归　生地　白芍

水煎服。

治白带方 白属气分，自大肠来，湿痰居多。

南星　川芎　香附醋炒　薏苡仁炒　瓦楞子　蛤粉　苍术米

泔泡　白术土炒　滑石　海石　橘红　茯苓　生甘　姜三片

水煎服。

治白带丸方

香附醋炒，五钱　龟板炙，二两　黄柏一两　白芍七钱五分　樗白皮三钱　萸肉二钱　苦参五钱　干姜三钱　川贝母去心，二钱五分

酒糊丸，梧子大，空心白汤下。

魏元君济生丹　治白带。

荞麦粉、鸡蛋清二味为丸，白汤下。如腹痛者，加吴茱萸，立效。

治赤白带及经水先期。

当归八分　白芍八分　茯苓七分　白术七分　苍术七分　元胡香附　陈皮　川芎　花粉　黄柏各二分

东垣桂附汤　治白带腥秽，多悲不乐，此阴寒之症也。

黄柏　知母各一钱　上上安桂心五分，另炖冲　制附子一钱

水煎服。

治白带神方

北黑枣三斤，熬汁　苍术一斤，熬汁

二汁共熬成膏。每日清晨滚水调服二三钱，即愈。

治白带方

生地　当归　白芍　川芎　黄柏　樗根　川贝母去心　干姜生甘

痰加白术、半夏；赤加条芩、荆芥；久加熟地、牡蛎；气虚加参、芪；腰腿酸痛加阿胶、鹿角胶。

宜男集卷二

种 子

总 论

天地氤氲①，万物化醇；男女构精②，万物化生。此造物自然之理，亦无思无为之道也。故有人道即有夫妇，有夫妇即有父子。人无不生育，犹山之无不草木，地之无不黍稷③。然其要在得其养耳。得其养，则硗④者以肥，瘠者以沃，草木、黍稷何虑不蕃不秀乎？夫人虽有形质强壮而嗜欲不节，久之不免虚衰，岂能宜子？亦有禀赋虽薄弱而摄养有方，终焉亦能充实，何患难胎？以是知滋培保护之间，固可以挽秋冬之凋残而复春夏之花果也。忆昔名医罗天益云：戊午春，桃李始花，雨雪厚寸，一园叟令举家击拊⑤堕雪，焚草于下，是年他园果皆零落，独此园丰熟。然则天地之气倘可以人力转移，岂于人之身反不能用其术哉？

种子宜男妇平居各自修德

《孕元立本章》云：天地之大德曰生，人者，天地之心也。具此生理，生生无穷。宜其各具生机，乃有无子者，曷故？观

① 氤氲（yīnyūn）：天地间阴阳二气交互作用的状态。
② 构精：两性交合。
③ 黍稷：泛指五谷。
④ 硗（qiāo 敲）：土地坚硬不肥沃。
⑤ 拊（fǔ 辅）：拍。

夫层冰积雪，天行肃杀之令，地合闭蛰之德，斯时生物盖亦鲜矣。若人之气禀无偏而生机偶歇者，非其心之所趋，秋冬阴惨之气多，春夏阳和之气少乎？故《不可录》曰：残恶之人多无子，阴险之人多无子，好杀之人多无子，淫乱之人多无子，财紧之人多无子，清刻①之人多无子，狷隘②之人多无子，好洁之人多无子，是岂天定之哉？亦由人心自致耳。然人心至灵，如舟之有舵，一捩③即转。其捩转之术如何？曰：存仁而已矣。仁者，生之德。是以草木蔬谷百果之核，名之曰仁。有此仁则生，坏此仁则无生矣。人能在在存仁，随地随时，不放过去。如有言责者用其言如林给事机减赈米，妻梦神责，二子皆死，门户遂绝。则奏疏活人者，后嗣蕃昌必矣。有官职者尽其职如虞允文禁民溺女，本无子而有子之类。将兵者不嗜杀如曹彬、徐达子孙贵盛之类。掌刑者不妄刑如马默除岛囚投海之例，本无嗣而有嗣之类。富者不私其富一切众生以财为命，冻者得之暖，饥者得之饱，离者得之合，死者得之生。财聚于我，宽一分，则人受一分之福，其仁岂不溥④哉！多男之庆有必然者。贫贱者能尽其诚如任奔走，效口舌，以解人厄，恤人之难，隐人之过，成人之善，步步是仁，所谓不费钱功德也，是即求嗣之捷径。凡此皆不过自尽其心而已，然已默契。夫天地，生物之心矣。夫种豆者其苗必豆，种瓜者其苗必瓜。有断然者，而所谓转捩者云何？即改过之谓也。人非圣贤，孰能无过？过而能改，即求仁得仁，是故存仁之道。以改过为先，欲求有子而且贤者，可不以夫男积德为要务哉？虽然，不可徒

---

① 清刻：清严苛刻。
② 狷隘：胸襟狭窄，性情急躁。
③ 捩（liè 列）：扭转。
④ 溥（pǔ 普）：广大。

责之夫男也。盍观之《易》乎！夫子赞乾元资始曰大①，赞坤元资生曰至②。坤者顺承乎天，以成其生物之功。故曰妻者，齐也。夫子嗣之有无，虽重在男子，而尤重在妇人。妇人虽不与户外事，倘其悖谬乖戾之性成，而门内先受其祸。既失坤顺之德，何能著生物之功无惑乎？孕而不育、育而不寿者多矣，育而忤逆悖戾者有矣。妇人之心，求子甚切，祷祀求神，神勿福也。曷若近而求之门内耶？果能孝翁姑，敬夫主，和妯娌，爱子侄，睦邻族，恤奴婢，宽庶事，如是则戾气消，和气溢，作善降祥③，瓜瓞④之庆，神必福之矣。又有妇人焉，性非凶暴，貌似柔和，亦艰于子嗣者，其故何哉？盖妇人秉质于阴，易流为毒，其家庭日用之常，处心积虑之地，煞有关系。常见有能干之妇，其营家也勤而俭，其持己也谨而严，锱铢⑤之数无差，恩怨之分至晰，揆⑥其大较，不过自私自利之心多，恕人宽人之地少，似乎无大失德，然而家业暗替、子孙杳然者，诚以妇德不能宽厚，即流于刻薄，剥削元气于冥冥之中，是为隐慝⑦。故不特悖谬乖戾为无嗣之显端，而事事义胜于恩己，

---

① 乾元资始曰大：出自《周易·彖》，曰："大哉乾元，万物资始，乃统天。"

② 坤元资生曰至：出自《周易·彖》，曰："至哉坤元，万物资生，乃顺承天。"

③ 作善降祥：平日行善，可获吉祥。

④ 瓜瓞（dié 迭）：瓞，小瓜。比喻子孙蕃衍，相继不绝。

⑤ 锱铢：古代重量单位，六铢等于一锱，四锱等于一两。比喻轻微、细小。

⑥ 揆：揣度，估量。

⑦ 慝（tè 特）：奸邪、罪恶之意。

非坤厚生物之体矣。妇人无子，即干七出之条①，可不痛自猛省！替夫为善，大积阴功，以期螽斯麟趾②之庆也哉！

种子当知可以回天

生育子嗣，虽云大数。然而人能行善，天竟可回。如果推广良心，事事造福，不知不觉自能食天之报，又何子嗣之不可求耶？忆昔窦禹钧③夜梦故父，谓曰：汝不但无子，更且不寿，速行善事，可期挽回天意。钧自是佩服④，力行种种善事。复梦父谓曰：上天鉴知，延寿三纪⑤，锡⑥五子荣显。其后果应。晋国公裴度⑦，相主饿死，因香山还带，出将入相，子孙蕃衍。冯商还妾，果生冯京⑧，状元及第。古来造福多子者不可胜数，今略指三公以为求嗣式，凡无子改为有子。细读袁了凡"立命

---

① 七出之条：在中国古代的法律、礼制和习俗中，规定夫妻离婚时所要具备的七种条件，当妻子符合其中一种条件时，丈夫及其家族便可以要求休妻。"妇人无子"便是其中一条。

② 螽（zhōng 钟）斯麟趾：比喻子孙众多。螽斯是一种昆虫，出自《诗经·国风·周南》"螽斯"篇，本谓后妃子孙众多，后比喻子孙之众。麟趾，原作"麒麟之趾"，出自《诗经·国风·周南》"麟之趾"篇，言文王子孙皆化于善，无犯非礼，后以麟趾为颂扬宗室子弟之词。

③ 窦禹钧：五代时后周太常少卿右谏议大夫，其生五子俱进士及第。《三字经》曰："窦燕山，有义方，教五子，名俱扬。"指他教子有方，义风家法，为一时典范，传颂至今。

④ 佩服：铭记，牢记。

⑤ 纪：古代纪年的单位，十二年为一纪。

⑥ 锡：通"赐"，赏赐。《左传·隐公元年》："孝子不匮，永锡尔美。"

⑦ 裴度：（765—839），字中立，唐代后期杰出的政治家，被封为晋国公。

⑧ 冯京：（1021—1094），字当世，北宋大臣，官至枢密使，宋朝最后一位三元及第的状元。

说①"，可以想见一斑矣。

种子宜先寡欲

生子重在男精。大约男病有五：一精寒薄；二精无力；三精顽缩；四精易泄；五精痿弱。凡此皆淫欲无度，或醉饱行房，或热药助长，或思虑忧愁，或惊恐郁结，或持强久战，以致真阳耗散，肾虚精少，不能融结而成胎也。夫肾为藏精之府，人当未交感时，精皆涵于元气之中，未成形质。迨男女交构②，欲火炽盛，然后此气化而为精。上自泥丸③顺脊而下，充溢于两肾，由尾闾④至膀胱、外肾⑤而施泄。是以周身血脉通泰，气畅情欢，此在强壮之年则然也。及至中年交感，本已清涸髓枯，虽泄不畅，亦不甚乐。此等情状，人人可以自验者。如欲种子，请先寡欲，积精养气，以冀孕育宁馨。愚者之言，或有一得。

种子宜知时得诀

世人种子有讲究者，往往拘定妇女经至"前三后三"之说。以"三日时辰两日半，二十八九君须算，落红将近是佳期，经水过时空霍乱"。谓此四句，是的确无疑之常情，岂知亦有不尽然者。缘妇人禀赋有厚薄不同，经水有多寡各异。或一日二日止者，或七八日止者，或血多者，或血少者，非可一概视之，亦须相机而行。其法不拘经净之日，或净后一日、二日、三日，

---

① 立命说：出自《了凡四训》，由"立命之学""改过之法""积善之方"和"谦德之效"四个部分组成。作者袁了凡，即袁黄（1533—1606），明代著名思想家。

② 交构：雌雄配合。

③ 泥丸：道家以人体为小天地，各部分皆赋以神名，脑神称精根，字泥丸。后称人头为泥丸宫。

④ 尾闾：位于尾骨端与肛门之间。

⑤ 外肾：睾丸。

只要体旺无疾，于子丑寅、平旦、清明、光风霁月①之时导其欢兴，自能一种即成。似此下种，得天地之清气，生人必秀而寿。若施之于戌亥之间，其子必浊。倘值良时，亦能富厚，此即真先天也。但天地生物必有氤氲之气，万物化生亦有发育之候，此其中又有秘窍存焉。观彼猫犬畜类将受胎时，雌者必号呼叫奔跳，或必随雄眠走，是其氤氲乐育之气融融有不能自止耳，此乃天然之节候、生化之真机也。《丹经》云：妇女每月行经之后，一日必有一时氤氲的候，或气蒸而热，或神昏而闷，有欲交接不可忍之状，此的候也。第②妇人含羞，不肯自言。男子须预密告之，若有此候，便须直说。妇人于浴澡下体时，自以手探子宫门，有如莲蕊挺开，即是真确。此晚交合，一举即成。果能适遇良时，生子必非凡品。前人讲究种子者多有试验，是用秘传于世。如谓假言，誓断吾舌。惟是成清成浊，关于此时。虽曰莫之为而为，恐实有氤氲使者主宰于其间矣。若是日，适犯诸项禁戒之期，务请坚忍止遏，另择吉日良时，必当稍安毋躁。愿世之修德行仁者共记之。

种子宜知避忌

父精母血，结而成胎。母呼亦呼，母吸亦吸，是母子内外相应。如受孕时惊骇，子多惊病；受孕时抱郁，子必病成结核、流注；受孕时恐惧，子必癫痫；受孕时起贪妄之心，子必贪吝；受孕时挟忿恨之心，子必暴狠；受孕时萌淫欲之念，子必奸淫；受孕时造绮语诡行③，子必诈伪。可见，有诸外必感诸内。是

---

① 光风霁月：光风指雨后初晴时的风；霁指雨雪停止。形容雨过天晴时的明净景象。

② 第：但，且。

③ 绮（qǐ启）语诡行：华美的语句，诡诈的行为。

仁寿镜

二二

以受孕之后不但不可纵欲，且当异床异室，检束身心，毋贪一时之欢以贻胎息之患。更如大醉构精，生皆不育；大怒构精，生多乖戾；大劳构精，生多孱弱。此实一定之理。至于每当上天变异动怒之时，尤应避忌。如日月薄蚀、风雨雷电，此时构精，感触异气、震气，子必盲瞽，或肢体不全，或成怪类。此非余敢妄言，《霏雪录》多载之。由是而推，凡三元、五腊、四始、二分、二至、朔望、弦晦，以及伏、社、甲子、庚申、丙丁、本命，并神佛诞期、祖先父母诞讳日与己身并兄弟姊妹诞日，均能确遵禁戒，则生育自是不凡。将上可期于圣贤豪杰，岂第富贵寿考已哉？宗祧嗣续重务，子息贤愚攸关。愿世之为贤父母者，必兢兢于是焉。谨将应戒日期列后。

附保命延生戒期引

从来娶妇必期偕老，生子必望长成。此人所共知者也。乃世有伉俪极笃而中道死亡，产育艰难而半途夭折者，其故何哉？盖由肆情纵欲，暗犯禁忌而不自知也。不观《道经》所云乎，男女交媾，最当避忌。偶或干犯，天夺其算，神降之殃，生子性行不良，忤逆贪残，淫凶奸伪，或疾病颠连，残废夭札，或丑貌怪相，肢体不全。历观古今，实有明验。故君子不独外色锄之务尽，即房帏之内，琴瑟之欢，俱有克治之道焉。愿期金闺偕老、玉树长生者请遵行毋怠。

正月初一名天腊，玉帝至界校世人禄命，犯者削禄夺纪　初三万神都会，犯者夺纪　初五五虚　初六六耗　初七上食　初八上弦，每月如此　初九玉皇上帝诞，犯者绝嗣　十四三元下降，犯者减寿　十五上元天官诞　十六三元下降　廿三下弦　廿五每月廿五为月晦日，犯者减夺　廿七北斗下降，犯者夺纪，每月如此　廿八每月廿八，神人在阴，犯者恶疾　三十每月三十，宠君奏事，犯者减

寿，如逢月小即戒廿九，嗣后每月初三皆宜避忌

　　二月初一犯者夺纪，每月如此　　初二、初三文昌帝君诞，又万神都会，犯者削禄夺纪　　初八、十五犯者夺纪，每月如此　　十八至圣先师孔子讳辰，犯者削禄夺纪　　十九观音大士诞，犯者夺纪　　廿五、廿七、廿八、三十日俱同前

　　三月初一同前　　初三玄天上帝诞，犯者夺纪　　初六、初八、初九先鬼神出，犯者出恶胎　　十五同前　　十六准提菩萨诞，犯者夺纪　　十八中岳帝诞，犯者削禄夺纪　　廿三天后诞　　廿五、廿七俱同前　　廿八东岳帝诞，犯者削禄夺纪　　三十同前

　　四月初一同前　　初四万神善化，犯者失喑　　初七、初八佛诞，又善恶童子降，犯者血死　　十四吕祖诞，犯者夺纪　　十五同前　　十七、二十、廿二、廿三、廿五、廿七、廿八、三十俱同前

　　五月初一同前　　初五名地腊，五帝考校生人官爵，犯者削禄夺纪　　自初五、初六、初七、十五、十六、十七、廿五、廿六、廿七此九日名九毒日，犯者夭亡。十五日子时犯者，男女双亡。十六为天地万物造化之辰，最忌　　十三关圣帝君成神日，犯之削禄夺纪　　廿二、廿八、三十日俱同前

　　六月初一、初八、十五俱同前　　十六包忠肃公诞，犯之夺纪　　十九观音大士得道，犯之夺纪　　廿三火神诞，犯之遭回禄　　廿四关帝圣诞，又雷祖诞，犯之削禄夺纪，且生子肢体不全　　廿五、廿七、廿八、廿九、三十日俱同前

　　七月初一同前　　初七名道德腊，五帝校生人善恶，犯之削禄夺纪　　初八、初十阴毒日，犯之夺纪　　十五中元地官校籍，犯者夺纪　　十九太岁诞，犯之夺纪　　廿三、廿五、廿七、廿八同前　　三十地藏菩萨诞，犯者夺纪

　　八月初一同前　　初三灶君诞，又北斗诞，犯之削禄夺纪　　初

五、初十北岳帝诞，犯之削禄夺纪　十五太阴朝元焚香守夜，犯之夺纪　廿三、廿五同前　廿七至圣先师孔子诞，犯之削禄夺纪　廿八、三十俱同前

九月初一同前　初三、初九斗母诞，犯之夺纪　十五同前十六金龙四大王诞，犯之水厄　十九观音出家，犯者困苦　廿三、廿五、廿七、廿八、三十俱同前

十月初一岁腊，犯者削禄夺纪　初五下会　初六天曹考察，犯之夺纪　初八、初十西天王降，犯者暴亡　十五下元水官校籍，犯者夺纪　廿三、廿五同前　廿七北极紫帝诞，犯者夺纪　廿八、三十日俱同前

十一月初一同前　初六、十一太乙救苦天尊诞，犯者夺纪十五同前　十七阿弥陀佛诞，犯者夺纪　十九、廿三南斗下降　廿五、廿七、廿八、三十俱同前

十二月初一同前　初七犯者恶疾　初八、初旬戊日名王侯腊，犯之削禄夺纪　十五同前　十六南岳帝诞，犯者削禄夺纪　二十天地交道，犯者夺纪　廿三、廿四司命上奏善恶，犯者削禄夺纪　廿五上帝下界考察，犯者削禄夺纪　廿七、廿八同前　除夕诸神考察，犯者削禄夺纪

每岁四离、四绝及二至之日夏至、冬至乃阴阳相争死生分判之时，宜禁欲事　二分春分，雷将发声，犯者生子五官四肢不全，父母有灾；秋分，杀气浸盛，阳气日衰，前后日俱宜戒　三元日犯之减寿五年　四始、二分、二至社日犯之减寿四年　三伏日、每月弦日、晦日犯之减寿一年　庚申甲子日、祭祀前斋戒日、父母诞日、兄弟姊妹及夫妇诞日、本命日犯之减寿一年　丙丁日犯之得病　白昼星月下、灯光下犯之损寿　烈风雷雨、日月薄蚀犯之损寿　高山大川之上犯之产恶胎　酷暑严寒犯之得重疾　寺庙庵观

之中，井灶、冢墓、尸枢之旁犯之恶人降胎　郁怒犯之伤肝必病
远行犯之非病即死　醉饱犯之五脏反覆必死　空腹犯之伤元神　胎
前犯之伤胎、难产　产后百日内犯之妇必病　天癸来时犯之男女俱
损　病后犯之变症　一夕勿两度，勿忍蓄不泄犯之伤肾元，成遗
精淋浊　竹席竹性寒凉，犯之寒入筋骨　薄衾犯之病必伤寒　窗隙
有风宜避，夜深就枕宜戒。

　　经国谨按：《戴礼·月令》："日夜分，雷乃发声，先雷三
日，奋木铎①以令兆民曰：雷将发声，有不戒其容止者，生子
不备，必有凶灾。"可知禁忌之说，自古有之。日长至则曰止声
色，毋或进；日短至则曰去声色，禁嗜欲。盖冬夏二至，阴阳
相争之时，最难保护。前后数日，皆宜绝欲。语云：乐极生悲，
纵欲成患。奉劝世人，须为长久之欢，勿逞暂时之乐。夫欲浓
则暂，欲淡则长，其理不爽，其事不诬也。陈希夷②先生有言：
上士异室，中士异床，下士异被。非禁人绝欲，乃劝人寡欲耳。
如笃信之士、贤德之妇，每逢禁忌，毋蹈其辙。岂特身其康强、
瓜绵椒衍已哉！

种子宜男妇预知补肾调经

　　生育之要，在乎男精女血充实而无病也。故男则首重补肾，
女则首重调经，未有男精足女血充而乏子嗣者也。若男子之不
足，则有精滑、精清、精冷者，及临时不坚，或流而不射，或
梦遗频数，或便浊淋涩，或好女色以致阴虚，或好男淫以致阳
极，或过于强固胜败不洽，或素患阴疝肝肾乖离。此外，或以

---

　　①　木铎：以木为舌的铜铃。古代宣布政教法令时，巡行振鸣以引起众
人注意。
　　②　陈希夷：陈抟，宋初著名道教学者。

阳衰多寒，或以阴虚多热。若此者，皆男子之病。虽妇人不孕不育，其咎仍在男子，岂得诿之妇人。即或广置姬妾，徒自戕贼性命而已，终何益哉！至于妇人之不孕，有经之或先或后者，有一月两至者，有两月一至者，有枯绝不通者，有频来不止者，有先痛而后行者，有先行而后痛者，有淡色、黑色、紫色者，有瘀而为条、为片者，有精血不充而作白带、白浊者，有子宫虚冷而独阴不成者，有血中伏热而孤阳不生者，有血瘕、气痞、子脏不收、月水不通者，此皆妇人之病，不能育胎摄胎者也。咎归妇人，诚无可辞，当各因其病而治之。然精血犹为后天渣滓有形之物，而一点先天真一之灵气萌于情欲之感者，妙合于其间。朱子所谓禀于有生之初，《悟真篇》所谓生身受气初者是也。故能于滋肾调经之中而参以行气补气之法，更能养气于平时，然后一举可孕。天下之男无不父、妇无不母矣。

种子当知重在阳精

子嗣有无，全在男子。而世俗专责之妇人者，抑独何欤？《易》曰：坤道其顺乎承天而时行。夫知地之生物，不过顺承乎天，即知母之生子，亦不过顺承乎父而已。知母之顺承乎父，则种子者可专主于妇人乎？若谓可专主于妇人，试看富贵之家，姬妾众多，其中岂无月水当期而无病者乎？更有已经前夫频频生育而娶以图其易者，顾亦不能得胎。更遣与他人，转盼生男矣，岂不能受孕于此而能受孕于彼乎？所以谓子嗣主于男子，不拘老少强弱，不拘康宁病患，不拘精易泄难泄，只须清心寡欲。盖以君火在心，心其君主；相火在肾，肾其根本也。心不清静，火由欲动，而自心挑肾，先心而后肾者，以阳无阴。是气从乎降而丹田失守，已失元阳之本。色欲若能寡，则肾阴足而阳从地起，由肾及心，先肾而后心者，以水济火。是气主乎升而百脉齐到，斯成化育之真机。至有既孕而小产者，有产而不育、有育而不寿者，有寿而黄耇无疆者，皆由男子心之动静、欲之多寡分为修短耳。世人不察，以小产专责之母，不育专咎之儿，寿夭专诿之数，不亦谬乎？又有少年生子多致羸弱，欲勤而精薄也。老年生子，反多强壮者，欲少而精全也。好饮者，子多不育，盖酒性慓悍，火毒乱精而湿热胜也，是又不可以不知。

种子宜预葆精

大寒之后，必有阳春，天地之道，不蛰封则不发育也。今人之无子者，大抵勤于色欲居多，盖施泄无度，阳精必薄，纵欲适情，真气乃伤。以是求子，其能得乎？夫男象天主施，女象地主受，一施一受，其孕乃成。今其所施，全非先天浓郁之气，不过后天浇漓渣滓之物。纵使阴受可化，而实无阳施之用矣。譬之居家，欲冀富厚必先日积货财，府库充盈，不妄费用，而后可成巨富。若财来财去，不晓藏蓄，而欲期富厚，吾知其必不能矣，纵欲无度何以异？是故有心种子者，毋伤于思虑，毋耗其心神，毋意驰于外而内虚，毋志伤于内而外驳，毋以酒为色媒，毋以药而助火。葆精汇神，静养日久，及至阴阳交媾，两神相搏，其一点先天元真之气，勃勃生育之机，即寓于情欲大动之时，若此而有不万举万当者，虽断吾舌剖吾心，吾亦所甘愿者也。《内经》云：阴平阳秘，精神乃治；阴阳离决，精气乃绝。《老子》曰：必清必静，毋摇尔精。广成子曰：毋劳尔神，毋摇尔精，乃可以长生。《人镜经》曰：精气盛则生二男。谚云：寡欲多男子。然则古人千言万语，无非欲人寡欲，以冀多男多寿。此等警人醒世之棒喝，不特老而无子者当奉为龟鉴，即壮年难子者亦须尊为节符。

经国谨按：《寡欲广嗣篇》曰：世人急于生子，亦知生子以精气成形之道乎。夫少欲之人恒多子且易育，气固而精凝也；多欲之人恒艰子，气泄而精薄也。譬之酿酒然，斗米下斗水，则酒酿且耐久，其质全也；斗米倍下水，则酒淡；若三倍四倍水，则酒不成酒水不成水矣，为其真元少也。余谓人之交感，何莫不然。若使每宵纵肆，遍御姬妾，精气妄泄，是犹三四倍水之酒矣，尚有真元之气乎？不持不能成胎，抑且断送其命。然则欲求多子无疾而寿者，可不以寡欲预葆其精哉？

种子当预养血并节劳息怒

葆精寡欲，前说言之详矣。又思袁了凡有云：人之一身精成于血，不特房室之处，损吾之精。凡日用损血之事，皆当深戒。如目劳于视则血以视耗，耳劳于听则血以听耗，心劳于思则血以思耗。吾能随事而节，则血得其养而与日俱积矣。主闭藏者，肾也；司疏泄者，肝也。二脏均有相火，而其系上属于心。心，君火也。怒则伤肝而相火动，动则疏泄者，用事而闭藏不得其职，虽不交合亦暗流而潜耗矣。此二说也，人能知之，非特种子之良方，亦可为摄生之真诀矣。

种子药方宜慎

天地之道，只贵和平。太热则阳亢，太寒则阴凝。阴凝肃杀，人多知之。阳亢消烁，人皆不察。常见世之艰于子嗣者，构觅传方，幸图种子。偶见一人用之而中，竟不顾己之宜否而偏于听信，视若神奇，竞相制服。意谓宜于彼者，必将宜于此矣。岂知编传种子之方，虽间有和平者，而兴阳壮热、煅炼金石之品大抵十居其九。况近有奸医，矜奇炫异，仿照古方，更搀毒秽悍劣诸物入内，以伪乱真，作为丸散，招贴货卖，多方欺人，计图重利，而丧心药肆，因此效尤。其实不过仅助房中之乐，何曾全为种子之计。彼望子甚殷者，何知宜否，买而吞服。在体寒者，服之尚无大害。若体热者骤服，岂非火上添油，命且莫保，遑言种子乎。夫种子之方，古来不无定轨，因人而药，各有其宜。凡寒者温之，热者凉之，皆种子也。滑者涩之，虚者补之，去其所偏，使阴阳和平而生化，是皆真种子之方也。岂近日奸医奸肆所卖，张冠李戴，与夫丧身亡命、秽毒之物哉？

种子宜知一言以蔽

种子求嗣之说，自古迄今，传方颇多。《道藏经》以月信止后，单日属阳成男，双日属阴成女。《广嗣诀》以月水方止，子宫正开，及时布种。《褚氏遗书》以血裹精成男，精裹血成女。东垣以经断一二日感者成男，四五日感者成女。丹溪以受气于左子宫为男，受气于右子宫为女。《圣济经》以左动成男，右动成女。诸说虽纷，俱近乎理，不难依行。然吾独一言以蔽曰：寡欲则有子，似较诸说便捷而免穿凿也。盖寡欲则不妄交合，积气储精待时而动，亦何求而不得欤？然寡欲必先清心，心主血而藏神，心有所动，神即外驰，肾志亦随之而内乱。欧阳永叔所谓：有动乎中，必摇其精也。轻则梦泄白淫，重则成痈发毒，即幸而免其于交会之际，毫无静一清宁之真气，所泄之物，腐浊而已，安能发育长养于其间哉？心为一身之主，苟能扫尽邪思，自然寡欲神完，不惟多子，抑亦多寿。孟子不云乎？养心莫善于寡欲，亦即此意也。吾愿世之多欲者，静思而节之。

种子当知戒谨饮食

饮食之类，虽各人脏腑均有所宜，似不必过于拘执，但除生冷、煎熬、炙煿外，惟酒为最不宜多饮。盖胎元先天之气，极宜清楚，极宜充实。而酒性淫热，非惟乱性，亦且乱精。精为酒乱，则湿热已居半，真精只居半矣。精不充实，则胎元不固。精多湿热，则他日胎毒、疮疡、痘疹、惊风、脾败之类率已造端于混沌之初矣。故凡种子者，必宜先有所慎，与其多饮，不如少饮，与其少饮，不如不饮。内远七情，外薄五味。诸凡大冷、大热、辛辣、腻滞、有毒等物，一一戒谨，概不入口。岂非预培胎元先天之一机乎？吾知种德君子，必不以斯言为迂也。

种子当知择时

种子交会，古人原有选择吉日良时、天德月德及四时旺相，避忌丙丁、甲子、庚申、本命、神佛祖先诞讳。此惟先辈道学诸儒能行，俗流每言迂远也。然果能照依避忌，已是圣贤豪杰胎教作用。常人原不易行，但天日晴明、光风霁月、时和气爽之际，不难拣择彼时。果能自己情思清宁、精神闲裕，即非有心拣择日时而已，得天时之正矣。于此下种，不特生子少疾，必且聪慧贤明，胎元禀赋，实始基焉，安可忽诸？

种子须明地理

夫前人之明地理，非徒邀福而已。盖地之五行得其顺，则其生人也。五常若气其性，五德备其全，圣贤豪杰接踵而出，福寿显荣不期而至，岂非人道自此立乎？朱子曰：葬之为言藏也，所以藏其祖考之遗体也。以子孙而藏祖考之遗体，则必致其敬谨慎重之心，以为久远安固之计，使其形体全，则其子孙盛而祭祀不绝。其或择之不精，葬未协吉，则必有水泉、蝼蚁、地风之属，以贼其内，使其形神不安，而子孙亦有死亡绝灭之祸。是则地理关乎子嗣，顾不重乎！故有阴宅宜子孙者，常见蝨斯之盛。若论阳宅宜子孙，则惟生气天乙方为最吉。然吉地、吉人每多不期而会，所谓有德斯有人，有人斯有土，其所致之由，自非偶然。故曰：必先有心地而后有阴地。古人之言，岂欺我哉？第阴地之宜子孙，全以安祖考之形体为急切。若专望子孙兴旺发达而始为祖考觅葬地，则失其本心矣，何福之可邀乎？近见世人为祖考择葬，有自矜知地，有听信刁奸地师串同土棍，坟邻多方设计，图购吉穴，不顾丧失良心，只知损人利己。或塞向截龙，或搜砌挖掘，或盗葬偷埋，或假装吉地，千方百计，神出鬼没，将他人祖先骨殖残毁暴弃，置之他处。似此奸谋，心术先坏，不但不能种子，而且种孽种殃，流毒贻患不可声言。自来吉地有神守护，不与贪残恶人。若暗谋占他人吉穴，神明忿恨责罚，人所不知者指不胜屈。今姑举地师仰思忠为六合府尹林克正之戚点穴及杨救贫为龙图学士季姓择地，并朱文公知崇安时审断小民谋占大姓葬地三事，可以知其大概矣。至于阳宅，恶者虽获居于生气之吉方，鬼神亦能使之改向，或迁移他处，偶或得子，长必阴险狠恶，贪邪奸佞，或致之死而绝灭其家。冥冥之中必有区处，可畏哉！种子者，不可视为不伦不类而忽之也。

种子当知选种

欲绵瓜瓞，先须择人。盖人之下种，犹播植五谷。然破砾瓦石之区，安望稻粱黍稷？求子者必先择其母，彼邪淫妒悍，习与性成者，姑置勿论。即轻薄无福之妇，安望熊罴麟凤？倘为子嗣之谋，而不先择其母，譬犹种莨稗而望嘉谷也，乌可得哉？第选择之说，仍关心地，隐微叵测，察亦诚难，姑举其显而易明者十余条，以见其概，为世之择妇者正告之。大抵妇人之质，贵静而贱动，贵重而贱轻，贵厚而贱薄，贵苍而贱嫩。

故凡唇短而嘴小者不堪，此子处之部位也；耳小轮薄者不堪，此肾气之外候也；声细而不振者不堪，此丹田之气本也；形体薄弱者不堪，此藏蓄之宫城也；饮食纤细者不堪，此仓廪、血海之源也；发焦齿豁者不堪，肝亏血而肾亏精也；睛露臀削者不堪，藏不藏而后无后也；颜色娇艳者不堪，与其华者去其实也；肉肥胜骨者不堪，子宫隘而肾气诎①也；袅娜柔脆、筋不束骨者不堪，肝肾亏而根干不坚也；山根②、唇、口多青气者不堪，阳不胜阴必多，肝脾之滞逆也；脉见紧数弦涩者不堪，必真阴亏弱、经候不调而生气杳然者也。此外，如虎头熊项、横面竖眉、颧高颏窄及声如豺狼之质，必多刑克不吉，远之为宜。又若刚狠阴恶、奸险刻薄之气，尤为种类源流、子孙命脉所系，乌可近之？虽曰尧亦有丹朱，舜亦有瞽瞍，然二气相合，未必非一优一劣之所致。倘使阴阳有序，种址俱宜，而稼穑有不登者，吾未之前闻也。惟一有偏胜则伪象见矣，是种种不可不选者有如此，不然麟趾之诗果亦何为而作者耶？余因世多艰嗣之苦，复见人有不如无之苦，故曰愿天常生好人。惟是种虽当择而男子之心术尤不可不端，毋徒以选择其种为毕乃事也。识者当共鉴之。

种子不宜多置姬妾

男子艰嗣，固当置妾。然置妾太多，亦非美事。精神既分，心不专一，又有所制，情意未孚，虽合不欢，安能成孕？故凡不得已而买妾者，只以生子传后为重，不必择其姿色，惟视其气血旺壮、形体结实、不肥不瘦、五官周正、相貌仁善、可以

---

① 诎（qū 屈）：尽，穷。
② 山根：鼻梁。

出子者买之。若太肥，则脂塞出门，动必嗽喘；太瘦则尫羸骨立，肌热易病，断难孕育。然所以不择姿色者，何故？盖入宫而妒，人情之常。为夫者，平时预先晓喻其妻以宗祀之大、无后之苦，又令诸妾重尊卑之分，知嫡庶之规，一家和顺，上下皆得其欢心，然后交会之时，无复顾虑，必能一举而成也。前人云：妇人和乐则有子。洵至言也！世之艰嗣而多妾者思之，然乎否耶？抑又闻之，吾越于乾隆初年有贤妇人，年四十无子，自知必不能生育，典质衣饰，为夫买妾，未几，妾果怀孕而产一子。妇虑妾初胎不知保婴之道，乃与妾床接连，向背相铺，两床后面花板皆脱去，合为一床，晚间每闻儿啼，妇即抱过己身，爱之一如己出，惟哺乳时交妾，余悉贤妇顾护。及长，饮食教诲，延师从学，辛勤培植，无微勿至。妾复生二子，保护抚养如前。厥后①，一子发甲，二子登科，吾越传为盛事。吾愿世之为正妻者，即以此为法可耳。

种子须防暗产

初交之后，最宜将息②，不可再交。以扰其子宫，盗泄母阴，夺养胎之气。盖淫火一动，即摇撼督脉，胞门亦因而常开，胎始堕矣。大抵一月之胎即堕，人皆不知有胎，但知纵欲，岂料其已受胎而堕也，此名暗产。故凡种子者，勿谓体强，何虞子嗣；勿谓年壮，纵亦不妨。要知一次既堕，肝脉受伤，他次亦堕。自一而再，自再而三，随得随失，犹然莫知。今之纵欲而无子者，大约均系一月两月或半月十日堕胎，非尽不受孕也。

---

① 厥后：从那以后。

② 将息：调养休息。

诸公如不见信，请看畎亩中之青蛙、虾蟆①，外生嘴眼鼻舌，前后腿股俱备。如剥去其皮，剖开其腹，脂膏独黄，肉色及筋骨、血脉悉悉如人，故名为人形菜。此皆男女交媾，精气未凝，拭抹尿桶，倾粪子田，结而成此形者，其间暗产之物最多。呜呼！可不惜哉！至于牝兽无堕胎之患者，以牝牡②交合有节，怀胎之后牝即知之，牡兽近身，即蹄而远。是以交则必孕，孕则必育。护胎最善，莫如牝兽。怀孕而不分室分床，依然纵肆，抑何牝兽之不若而甘心以子女为他人作人形菜耶？

附小产暗产论

经国谨按：小产分别远近，两月三月为之近，五月六月为之远。新受而产者其势轻，怀久而产者其势重，此皆人之所知也。至若尤有近者，则随孕随产，人多不知矣。凡今艰嗣之家，犯此者十居五六，彼总谓妇人不孕咎独归之顺承之人，岂知已孕，不肯节欲，安能积而成胎哉？因历来无人知觉，即说之唇焦舌敝，亦不相信。不得不烦管城子③，痛哭流涕，代指迷津。倘以愚拙之言为可采，免致终蹈覆辙。幸矣！请详陈之。盖尝稽④之《内经》，胎之始肇，一月如露珠，二月如桃花，三月四月而后血脉形体具，五月六月而后筋骨毛发生。方其初受，不过一滴元津。其时橐龠⑤正无依，根荄⑥尚无地，巩之则固，决

宜男集卷二
三五

---

① 虾（há）蟆：即蛤蟆，青蛙和蟾蜍的统称。

② 牝牡：牝，雌性的鸟兽；牡，雄性的鸟兽。雌性和雄性的鸟兽。

③ 管城子：唐代韩愈作寓言《毛颖传》，称笔为管城子。后以"管城子"为笔的别称。

④ 稽：考核。

⑤ 橐龠（tuóyuè 陀月）：橐，外面的箱子；龠，里面的送风管。古代冶炼用以鼓风吹火的装备。比喻生发、化育。

⑥ 荄（gāi 该）：草根。

之则流。故凡受孕之后，即宜分床分室，忍情节欲，以防泛滥。乃有无识少年，恣纵无度，罔顾嗣续。其间胎固欲轻者偶有保全，倘或连宵狂纵、同流合污，已莫知其昨日孕而今日产矣，十日孕而半月产矣，随孕随产，本无形迹。夫明产者胎已成形，姑置勿论，即小产，亦皆觉察。惟暗产，胎仍似水，依然直溜，从何而知。故凡衙衒①之家，多无大产，以小产、暗产之多也。娶娟妓者，必少子息，以其子宫滑而惯于小产、暗产也。每见世之艰嗣而索方诊视者，问其阳事，则曰能交构。问其节否，则曰最勤。惟屡叹曰：人妇皆孕，吾妇独无孕。噫！岂知人妇皆节而成胎，明产尔；妇因勤而未成胎，暗产耶。外此，如受孕三月五月而每有堕者，此虽衰弱之妇，脾土不实，难载所致，往往有之。然推原其故，总由嗜欲不节损伤母气而成此患也。故凡恃强过勇者多无子，以强弱之自相残贼也。纵肆不节者多不育，以盗损胎元之气也。岂悉由妇人之罪哉？欲求多子方者，请以此篇先阅之，则传方之思已过半矣。

男妇种子方

加味地黄丸　妇人月经不调，即非受孕之兆。纵使受之，亦不全美，宜服此丸。如男子阴虚内热，亦宜服此。若阳虚，另方列后。

熟地四两　山萸肉　山药各二两　丹皮　白茯苓各一两半　泽泻　香附童便浸三次，炒，各一两　蕲艾去筋，醋炙，五钱，男服去附、艾

上为末，蜜丸梧子大。每服七十丸，白滚汤送下。

正元丹　调经种子。

---

①　衙衒（hángyuàn 航院）：金、元时对妓女或妓院的称呼。

香附一斤，同蕲艾三两，先以醋同浸一宿，然后分开制之，酒、盐、醋、童便各制四两，晒干　阿胶蛤粉炒成珠，二两　枳壳四两，一半生用，一半麸炒　生地酒洗焙干　熟地　当归　川芎炒，各四两　白芍八两，半生半炒

如有白带，加白茯苓、琥珀。

上为末，醋糊丸如梧子大。每早空心盐汤下六十丸。

坤厚资生丸　治妇人经事不调，临期腹痛，不能受孕。

九制熟地　当归酒蒸，各四两　白芍酒炒，三两　川芎酒蒸，一两五钱　丹参酒蒸，三两　芜蔚子酒蒸，四两　香附四两，醋、酒、姜汁、盐水各炒一两　白术四两，陈土炒

上为末，以益母草八两，酒水各半，熬膏和蜜，炼为丸。每早开水下四钱。

大抵月经先期而至，脉数有热，属血热，加生地、丹皮；如后期而至，脉迟，厥冷，属血寒，加肉桂；将行经而腹痛，是气滞，加乌药、木香；食少气虚，面色㿠白，四肢无力，是为气血两亏，加人参、炙芪、茯神、枣仁、远志、炙甘、鹿茸之类。

玉钥启荣丸　治妇人一无他疾，经事调匀，饮食如常，容颜不损，惟久不胎孕。余思妇既无病则不孕，应归咎于男子。如果夫妇怯弱，当服黑归脾汤多剂以佐之。

人参　焦冬　白术　炙甘　茯苓　当归　川芎　白芍　熟地　丹皮　赤石脂　玄胡索　白芷　白薇　没药　藁本以上各一两，除赤石脂、没药另研外，其余用醇酒浸三日，焙晒干　香附去毛，醋浸三日，炒干为细末，十五两

上共磨为细末，炼蜜为丸，空心温酒下五十丸。如不饮酒，白滚汤送亦可。服药后即吃干物以压之，欲药气下行也。夫男

另服药，分房睡半年再同床，必孕矣。

百子建中丸　此丸调经养血。若妇人月经参差，服之期年，即能受孕。

熟地　阿胶蛤粉炒成珠　蕲艾去筋梗，烘煮干　川芎去芦　当归去尾芦　白芍各二两，酒炒　香附十二两，去毛，杵碎，水醋各半，浸一宿晒干

上共为细末，炼蜜丸如梧子大，每服八十丸，空心少醋点汤下，内寒者温酒下。

神效墨附丸　治妇人久不孕，经事不调及屡堕胎。

香附一斤，去毛，杵成米粒大，分作四分，米泔、酒、童便、醋四物各浸一分，一昼夜足，晒干，炒　广木香五钱　蕲艾四两，去筋梗，用醋二碗同香附一处煮干，石臼内杵烂，捻如钱厚大饼子，新瓦上炭火焙干捣磨　白茯苓　当归身酒浸　人参去芦　川芎　熟地　陈徽墨各一两，火煅醋淬　白术二两

上为末，醋和为丸，如桐子大，每服五十丸，空心好酒下。

续嗣降生丹　治妇人五脏虚损，子宫冷惫，不能成孕。

当归身　杜仲酒炒、断丝　茯神　益智仁　龙骨煅　安桂心　茱萸制　干姜半生半熟　川椒去目　乌药各一两　白芍酒炒　怀牛膝酒浸　半夏制　防风　秦艽　石菖蒲　北细辛　桔梗各五分　附子一枚，重一两者，脐下作一窍，入朱砂一钱，面裹煨熟，取出朱砂，留为衣　牡蛎大片者，以童便浸四十九日，每五日一换，取出，用硫黄一两为末，酒和，涂遍，用皮纸糊实，米醋浸湿，外用盐泥厚固之，候干，用炭五斤煅过为末，每料只用二两，余可收贮再用

上为末，以酒煮糯米为丸，以前制朱砂为衣。每服五十丸，渐增至九十丸，空心白滚烫或盐汤、温酒下。

还少丹　治男子命门火衰，阳事痿弱，精气不足，阳虚

之证。

怀山药　牛膝酒浸　远志肉　萸肉去核　巴戟去心　白茯苓
北五味　石菖蒲　肉苁蓉　楮实　杜仲炒　茴香各一两　熟地一
两五钱　枸杞一两五钱

上为末，炼蜜和枣泥丸。每服五十丸，温酒或盐汤下，日
三服，食前服。每晚另室睡一年，少则八个月。

大补阴丸　治男子相火炽盛，内热，遗精，尿血。

黄柏盐、酒炒　知母盐、酒炒，各四两　熟地　龟板去旁，酥炙，
各六两

上为末，炼蜜和猪脊髓，丸如桐子大，每服七十丸，空心
盐汤下，每晚分房睡一年。

千金种子丹　治精滑无子及虚损、梦遗、白浊。

沙苑蒺藜取净末，四两，再以重筛筛极细末二两入药；粗末二两，用
水一大碗熬膏伺候　莲须拣金色者四两，红色如有败精不必用　山萸肉三
两，焙干　覆盆子二两　芡实四两　龙骨五色者佳，五钱，火煅红，用
水飞过

上为末，炼蜜只用四两，将药并所熬蒺藜膏，杵和为丸，
空心盐汤下，分房睡一年。

如火体，用此方。若寒体、饮食少而阳气虚者，不宜服此
方，应服归脾丸，重用炙芪、焦术，加安桂心、菟丝饼，仍分
房睡。

聚精丸　治精薄无子。

黄鱼鳔胶切，蛤粉炒成珠，一斤　沙苑蒺藜八两，马乳浸两宿，隔
汤煮一炷香久，取起焙干

上为末，蜜丸，每服八十丸，空心温酒送下。忌食鱼及牛
肉。若气虚而精不远射者，以炙芪四两煎膏和炼蜜捣丸。如在

四十外五十内者，加破故纸、甘枸杞、菟丝饼。分房睡一年。

五子衍宗丸 此药添精补髓，通利肾气，不问下焦虚实寒热，服之自能平秘。旧称古今第一种子方也。惟服此方，须分房睡半年。

枸杞子 菟丝子酒煮，各八两 北五味子一两 覆盆子四两，酒洗去蒂 车前子炒，二两

上为末，炼蜜丸如梧子大，每早空心服九十丸，临卧服五十丸。

盐汤、白滚汤俱可下，冬月温酒下。

延年益嗣丹

生地 熟地各三两 地骨皮五两，酒净 人参三两 天冬去心，酒洗，三两 麦冬去心，酒洗，三两 白茯苓酒润，五两 何首乌半斤，竹刀刮去皮，切片，放砂锅内，下用乌羊肉一斤、马料豆三合，量着水，上加笆，放首乌于笆上，复覆盖蒸一二时，俟冷取出晒燥

上共为末，炼蜜为丸，每清晨服五十丸，温酒送下。

寒谷春生丹 治虚寒、年迈、阳痿、精衰无子。

熟地八两 焦冬术 当归身 枸杞各六两 杜仲酒炒 仙茅酒蒸一日 巴戟肉甘草汤泡 萸肉 淫羊藿羊脂拌炒 韭子炒黄 肉苁蓉酒洗，去甲，各四两 蛇床子盐炒 附子制 安肉桂心各二两 破故纸四两 炙芪八两

上为末，炼蜜丸，淡盐汤或温酒送下七十丸，或加人参、鹿茸更妙。

种子神效方 男女均可服。

真鱼鳔一斤，切片，牡蛎粉炒成珠 银杜仲八两，去皮，盐水炒 白当归八两，酒洗晒干 白莲须八两，拣净不炒 肉苁蓉八两，去甲，酒洗净，晒干 菟丝饼八两，去灰土炒，酒煮晒干 沙苑蒺藜八两，入

乳、盐、童便、老酒各炒二两　巴戟肉八两，去骨，酒炒　淫羊藿八两，去净根、枝、毛，真羊脂酥炙　怀牛膝六两，肥者去芦切片，酒洗晒干　破故纸六两，拣净，盐水炒　结云苓四两，人乳拌，蒸数次晒干　甘枸杞四两，拣净，赤酒蒸，晒干　大附子二两，每个重四钱，漂制　上安桂心二两，去皮净

桂心、附子，老人可用，中年亦用，少年不必用，随时斟酌。

以上诸药，遵古炮制，共研细末，蜜丸如梧子大。每早服百丸，用滚水入盐少许送下，晚服百丸，陈老酒送下。如无子者，依此方修服，捷于影响①。所有服过此方者，无不效验。谨将传方缘起具述于后。

昔云南大理府有周姓者，年过花甲，虽置九妾，尚乏子嗣。自问体弱精寒，元阳不固，每以绝嗣为忧。其人存心颇厚，好行善事。偶游名山访道，适遇老僧，谈及世人乏嗣之故，顿触周心，泣白于僧。僧甚悯之，即授以种子神方，并言：服丸半年，必须清心寡欲，分室分床，涵养精神。尔因平素交媾太勤，妾皆暗产，以致如此。今念尔心诚，特传方于尔，尔当倍加保摄，慎毋倚恃丸药纵肆。世人有服种子丸而不效者，非方之不良、药之无验，乃因恃药助兴，暗产居多，终身不悟，良堪浩叹！现授之方，其药品皆中正和平，清而不寒，温而不热，男女均可服食。男服添精补髓，滋阴固阳，女服调经安胎，助阴顺气。尔须视为至宝，自验之后，当刻方转传，并将分床分室诸言谆切相告，务使寐者俱醒，云云。周百叩受归，依方如法修服，遵言分房而睡。不过数月之间，自觉身健目明。半年之

---

①　影响：影子和回声，形容感应迅捷。

后，须发转黑，精神数倍于前。果有水火既济之功，固本反元之妙。五年连举七子，寿至九十七岁，得见重孙而殁。在生时，不特传方与人，并将世人不知异室异床，反借药力助兴，致多暗产诸弊，悉悉大书，砌碑家庙，以劝合族子孙。迄今周姓瓜瓞绵延，成为望族。不佞窃维此方之妙，固在于男女均可制服。倘男子少年斫丧过度，精冷肾虚，元阳衰败，妇人血气寒冷，亏损子宫，赤白崩漏，月事不调，久不受孕，俱能医治。亦由周老平素居心仁厚，真诚访道，天不绝人，得以猝遇高僧，施其方术，以挽回于末路耳。伏愿世人以此为准则可也。

玉钥散

安桂心五分　虎骨一钱　明琥珀一钱　梅冰少许　麝香一分
各等分，共研末，醋调涂患处。

益母集卷三上

胎 前

总 论

妇人胎产，造化自然之理，时至则生，原不必惊疑，乃人人不免惊疑者，以未明乎自然之理也。吕祖云：天生天养，不必着忙。造化原不令人小产，人多不守禁忌，因而小产。造化原不令人难产，人多不善调摄，因而难产。造化原不令人逆生，人多仓皇无主，因而逆生。然则或小产或难或逆，多由自致，性命攸关，可不慎欤！至于守生婆临产时不可不用，亦不可轻易听从。盖此辈无书传授，偏执己见，胡行乱为，往往被其误事。故必预先设一万全无弊之策，临时庶有主张。妇人如有识字者，览书一目了然。倘不识字，为之夫者，宜于平日将胎前保孕之法常相讲解，使妇熟闻，怀孕便知调摄，临产须有把握，并诫守生婆安静以待，自无难逆之患。惟是妇人于未孕之时，刻望受孕，及至既已受孕，未免忧前虑后。必须使之无忧无虑，运动气血，安养胎元。嗜欲一端，先当绝去。节调饮食，亦是要事。内远七情，外避六淫。心宜静而不宜躁，体宜动而不宜逸，味宜平而不宜热，食宜暖而不宜寒。毋久立，毋久坐，毋久卧，又宜却去一切肥甘、煎炙、油腻、辛辣、咸酸、瓜果、鱼龟、狐兔、鸽雀、螺蚌之类，即无胎漏、胎动、下血、子肿、子痫等证及横产、逆产、胎死腹中之患。降生之后，又无胎热、胎寒、胎肥、胎怯、胎惊、胎黄诸般胎毒。此言保产、保胎、无病之法也。至于存心孝敬、和睦慈爱、积阴功阴德、行方便好事、听讲善书、时发善念，不特吉神拥护，使无产病，且所生之子，定超凡俗。此又胎教之法也。古来圣贤豪杰始基多立于此，愿世之欲为第一等人者反复思之。

保胎务当节欲

妇人受孕之后，即戒交媾，必须分房而睡。古人讲究保胎者，往往一知妇孕即居另室。其所以不与共寝者，恐动欲念也。大抵受孕一、二、三、五日及十日、半月犯之，此时子宫不闭，若一交合即成暗产，人孰知之？其一月以后或两月、三月犯之，则欲起时子宫闭而复开，多有漏下、胎动、小产诸患。如三月以后犯之，则胞衣厚而难产。要知欲火烁胎，必致污浊凝积，且儿身自滞，痘毒疮疾，医治难痊。此等病端，俱因父母不知节欲而然。试以物论，其理易明。牛马犬豕，一受胎后，绝不交合。彼知护胎，故无产厄。若人亦知护胎，安有堕胎、难产之患哉？吾为世之妇人知之，与其日后小产、难产、子疾、子夭，何知预先节欲，免一家内外惊忧，添祖先多少欢喜。第恐妇人难解，愿明白夫君详细面说，俾如五更钟响，尘梦或能醒悟也。

保胎必须约束

妇人一知受孕，即宜用布一幅，六七寸阔，其长视人肥瘦，约缠两道，横束腰间。至八九月略为放宽，使儿腹内可以转身，直至临盆前方解。若是试痛，尚不宜解，略放宽松则可。窃维束胎之法，约有二妙。胎未长成，得此束布腰膂有力，即偶些须闷挫，不致动胎；其一当令腹中狭窄及至解开，则腹中乍宽，将产时小儿掉头转身容易。此等束胎，名为瘦胎法。向来江浙人讲究保胎者多用之，生产悉皆便利。特书以广所闻。至孕后每当睡时，必须两边转换，不可偏睡一边，使腹内小儿左右利便，手足惯熟，则产时自然中道而出矣。

保胎须知转女为男之说

《易》称乾道成男，坤道成女。圣人之言，岂有失乎？故男子平时清心寡欲，养其乾健之体，则所感而生男，固其宜也。至于后之医者，创言受胎有日时之法，谓断经一、二日感者成男，三、四、五日感者成女。其意以为一、二日阴气方亏，则阳气当胜，故生男；三、四、五日阴血既回，则阳气不胜，故生女。此亦乾坤之性情、刚柔之体。用东垣此说，亦据理而推测之，非漫言也。今方家备载转女为男之法，其间有验有不验。余思世有不验者，大约以此为尝试戏弄之具，初非深信不疑。其验者，真心实意为祖宗命脉嗣续攸关起见，且平日积德行仁、念念从厚，凡济人利物之事，人所不肯行者我独行之，人所不敢为者我独为之，肝胆血诚，固结而起，则阳气长而阴气消，人定胜天，安在不可转女为男哉？余曾亲行之，而且为共事中难于子嗣者涕泣苦告，并劝先存善心，力行善事。凡信吾言者，后果均如所愿；其不信者，现皆乏嗣。此实有验、有不验之证柄也。兹特剀切①陈之。可知欲求子嗣，先植本原，最为急务。世之君子果能节欲以修身，更积德以正心，并戒杀以恤物命，冥冥之中，自有报应，必生男而后寿矣。譬之士人读书果肯专心一志，朝经暮史，六朝唐宋制艺排律博通淹雅，色色精工，窗外杂念一洗尽空，似此苦功用至十年八年而不登科发甲、名重海内者，吾未之信也。经云：天之生物，必因其材而笃。请

---

① 剀（kǎi 凯）切：符合整理，切实。

细思之，诸法列后。

一法，受孕之后，夫用弓弦一条，密令妇人缚腰下，满百日解去，缚时勿令人见。

又法，受孕三月以前，夫以雄鸡尾尖长毛三茎潜放妇人卧席下，勿令本妇知，亦勿令外人见。

又法，受孕三月以内，夫自取发及手足甲潜放女人卧席下，勿令本妇知，亦勿令外人见。

又法，妇人初怀孕，即以雄精一两或三两佩之，即生男，若误佩雌黄即生女。又用宜男草①作囊佩之，亦生男。

又法，妇人初怀孕，夫以斧密置妇人床下，系刃向下，勿令本妇知，亦勿令外人见。此法世如不信，可以抱鸡先试之。每于抱鸡入窠时，密置斧于鸡窠下，勿令人见，则一窠尽雄。

又法，妇人怀孕一二月间，夫用红纸两条写"五更露结桃花实，二月春生燕子窝"十四字，俟本妇出房时，贴于床背后两床柱内，如对联然，勿令妇知，亦勿令外人见。但所最难者，于写"五更露结桃花实"等十四字时，一面写一面要背《易经》四句"无思也，无为也，寂然不动，感而随通"十四字七遍。大约写二字念一遍，十四字写完，七遍亦念完。又要一口气念完一手写完，刚刚合式，不得差错。若手写完而口不念完，固不合法。即口念完而手不写完，亦不合法。如果写得不合法，必须写过。其所写之字，不必正体，只要行书亦可。倘或写至二三十张或三四十张仍不合法，只好停几天再写。大约必须先练手口写念之法数日，然后能熟，总要练到手口齐起齐止，又系一口气完毕，如此才称合法，可以贴向床背后两柱矣。以上

---

① 宜男草：萱草的别名。古代迷信，认为孕妇佩之则生男。

六法，随常人家俱可用。惟此法最有功夫、最细、最难。然正惟难，所以最灵验，惟宜用之读书人家。忆道光三年，岁在癸未，余居停徐香坨太守鉴，曾与言及，渠产少君龙生时，虔行此法。昨接来函知龙生天资敏慧，经书过目成诵，总角成篇。他日庶常，又可期矣。特并志之。

保胎宜另寝并孕妇睡时转换

妇人怀孕，即迁别室另寝，常使身心清净，不犯房劳。夜睡必须左右转换，不可单睡一边，庶使腹内小儿左舒右展，肢体惯于活动，临产自然快便，生子亦必聪明少疾。

保胎六说

一除恼怒：妇人一经受胎，切不可打骂人。盖气调则胎安，气逆则胎病。若恼怒则痞塞不顺，肝气上冲，必致呕吐衄血，脾肺受伤，肝气下注，必致血崩、带下、滑胎、小产。欲生好子者，必须先养其气，气得其养，则生子性情和顺，有孝友之心，无乖戾之习。所谓和气致祥、一门有庆，无不由胎教得之。

二禁房劳：保胎以绝欲为第一要事。试观畜类至微，尚知有孕不复交合，何况人为万物之灵，岂反不如畜耶？所以妇人于经过一二日，交感之后，只宜分床独宿，清心静养，则临盆易生易育，得子少病多寿。倘或房劳不节，必致阴虚火旺，半产滑胎，可不慎欤！

三戒生冷：胎前喜食生冷者，只因怀孕以后多恼多气，不慎房劳，以致火旺口渴。岂知生冷各物安能退血分之热？徒使脾胃受伤，从此疟、痢、呕吐、泄泻诸病皆因之而起。病则消耗精液，口渴愈甚。惟戒恼怒，慎房劳，服健脾补血之药，调理本原，可保平复。否则临产虚脱，产后绝证，断难免也。

四慎寒温：胎前感冒外邪或染伤寒时症，郁热不解，往往小产、堕胎，关乎性命。要知起居服食最宜调和，夏莫登楼，宜着地气；夜不露坐，宜暖背腹。古人有言：不受寒，自不发热；不伤风，自不咳嗽。此为胎前紧要关头。

五服药饵：胎前产后，药能起死回生。世人视庸医误治之害，遂言胎产不必服药，摇惑人意，以致失于调补，株守含忍，勉强临盆，诸症蜂起。若知保养有方，随时调治，则药饵之功安全母子者，正复不少也。

六宜静养：胎前静养，乃第一妙事。不校是非，则气不伤矣；不争得失，则神不劳矣；心无嫉妒，则血自充矣；情无淫荡，则精自足矣。安闲宁静，即是胎教。绍宗祧之重，承舅姑之欢，叶琴瑟之和，衍螽斯之庆，悉在于此。所以古人必先静养，凡世之无子者遵之，即能怀孕；怀孕者遵之，即为易育。静养所关，岂不大哉？

保胎须忌饮食

鸡肉与糯米合食，令子生寸白虫；食犬肉令子无声；食兔肉令缺唇；鲙鲤同鸡子食，令子生疳多疮；食羊肝令子多厄难；食鳖肉令子短颈；鸭子与桑椹同食，令子倒生心寒；食螃蟹横生；食水鸡令绝产；鳝鱼同田鸡食，令子暗哑；雀肉同豆酱食，令子面雀斑黑子；食慈菇消胎气；食子姜令子多指生疮；食雀肉、饮酒令子多淫无耻；食山羊肉子多病；干姜、蒜、鸡，毒胎无益；黏腻难化伤胎；菌有大毒，食之令子风而夭；无鳞鱼勿食；食雀脑令子雀目。

《护生篇》保胎须忌饮食

牛、犬、羊、驴、马、兔、鳝、鳖、蟹、鲤鱼、鲚鱼、鳗鱼、鲇鱼、黄鳝鱼、鳅鱼、鸡肉、鸡子、鸭子、雀肉、水鸡、猪头、猪蹄、猪心、猪脑、肝、肠、血、葱、胡椒、子姜、茨蔬、香菌、苡仁、蒜、梅子、杏子、地栗、茄子、莴苣、水浆、浆水粥、豆酱不可与藿同食、生冷油面等物、煎炒物。

《达生编》 保胎宜食诸物 *兹更以《衍庆编》参之*

莲子、松子仁、熟藕*多用*、橄榄仁*孕妇食橄榄仁至一斤，生子必聪慧而少痘*、芡实、鲫鱼、鸭、鲈鱼、鳗鲤、淡鲞、海参、火腿、猪肚*多用*、肺、麻油*多用，但不可熬熟*、淡菜、笋*少用*、腐皮*多用*、苋菜。

保胎须忌洗浴

妇人凡觉受孕，不可洗头，不可洗足，不可浴身。若多洗下体，恐窍开胎堕。初受胎尤应禁戒，关系不小。

保胎务宜劳动

妇人有孕，不可过于安逸，必须小劳为妙。试看乡间农妇以及使用仆婢下人，堕胎、难产俱少者，以劳故也。盖劳则气血流通，筋骨坚固，胎在腹中，动为常事，习惯自然，以后孕妇虽有些微闪挫，不致坏事。至于富贵之家，平时本来有人伺候，不必做动，及至受孕，更享安逸。于是筋骨柔脆，气血不行，略有闪挫，随即堕胎。可见怀孕时固不可安逸，即平时亦宜劳动。正惟不劳动，所以富贵之家多致堕胎、难产耳。奉劝富贵家怀孕者，切勿过于眠坐，亦勿过耽安逸。《敬姜论劳逸》云：逸则淫。是淫因逸而起，请三复斯言。

保胎宜调理脾胃

妇人受孕，调理脾胃最为要紧。盖缘胎元全赖气血滋养，气血又借脾胃饮食而生。设或饮食不节，脾胃必然受亏，更或七情内伤，气血因而渐耗，则痰火发炽，恶阻、痫病等症起矣。所以名医一见孕妇不知调理脾胃，虽有他症，以末治之，先将脾胃调理明白，再医他症。但怀孕至二三月或六七月多有呕吐，饮食不甚甘美者，不妨少进香美之味，以引其胃开，使扶助脾气。凡有新米新面黏硬难于消化之物，极伤胎元，切宜禁戒。至于饮食务须调匀，万勿顿多顿少，失饥伤饱，能吃十分，只吃七八分，频频多顿。是即调理脾胃之要法也。至于药饵之重用参、芪、苓、术，更不待言矣。

保胎须戒烈药厚味

受孕十日半月之间，即本妇亦不自知，倘遇身体稍有不快，医人切脉，难辨为孕，误投破胎烈药，伤胎甚多。余为力挽者数人，言之深为可惧。又饮食各物，母之所嗜即胎之所养，如辛辣酸咸、椒姜蒜韭、煎烧炙煿、火酒大料等厚味，不知减节，多致难产、儿毒诸患。故《达生编》云：饮食宜淡泊，不宜浓厚；宜清虚，不宜重浊；宜和平，不宜寒热。真至言也！愿富贵家依此服食，幸矣！

保胎宜知胎肖

《月令》言：先雷三日，奋木铎以令兆民曰：雷将发声，有不戒容止者，生子不备，必有凶灾。可知民生垂疣枝指①，蒙瞀②喑哑，侏儒跛躄，形体不全者，其来有故矣。圣人早戒于生身受气之初，后人征验于凝质象形之际。所云胎肖，岂河

---

① 枝指：歧生的指头。
② 蒙（méng 萌）瞀：失明和耳聋。

汉①哉？稽之《霏雪录②》云：繁昌高八舍家，轩墀畜龟百余，其家产子四五人，皆龟胸伛偻。至正末，越有夫妇二人于大善寺金刚神侧缚苇而居，妇产一子，首生两肉角，鼻孔昂缩，形类夜叉。陈白云家，篱落间植决明，家人摘以下茶，生三子，皆矮而跛。又王氏女甥亦然。予皆识之。会稽民朱氏亦种决明，一子亦矮而跛，乃悉拔去，后随生育无异形。《胎养保真论》云：吾见鄙俗妇人，怀胎时看扮傀儡、装神像、舞猴戏者，后产子貌肖之。《便产须知》云：孕妇应避宰杀凶残之事，不可见残废秽毒之人。种种琐言，其旨衷于圣训，可忽乎哉？盖胎元化始，未有定仪，如鉴纳形，有感随象，自然之理也。奉劝怀孕哲妇，切忌看戏及鬼怪形象与夫宰杀猪羊、残疾废人，并猫犬交构、蛇鼠盘走之类，即有戏语谑言、淫词厉声，闻之塞耳。识字者，于中馈③纺织之外，看忠孝善书，阅古今果报，不识字者，听人讲诵，他日生子必聪俊灵秀、富贵寿考，是亦外象内应、辅翼胎教之一端也。予故纂辑《女孝经》《女诫》《女小学》《女史》诸书，为贤淑媛读之，使共肖于彼云。

保胎宜防蹉闪

《保生辑要》云：孕妇最防蹉跌。怀孕之初，胎元未固，一遭蹉跌，多致损堕。至月分已多，如七八个月之间，腹儿神识初生，魂魄怯弱，母身倾跌，儿在母腹犹如山崩地陷，神惊气乱，无论堕胎，子母难保。即幸而生育，此子必有胎惊、夭折

---

① 河汉：比喻浮夸而不可信的空话。

② 霏雪：作者为明代镏绩。收录于《钦定四库全书·子部十》，分上下两卷。本书主要记录先世传闻、梦幻诙谐之事，以及对旧诗词进行辨核疑义等。

③ 中馈：馈，食、吃。古时指妇女在家中主持饮食等事。

之虞。忆先在闽南曾经历过数人，有孕妇倾跌之后，腹内儿声呱呱者，亦有腹中如钟鸣者。盖呱呱之声，月分将足，钟鸣之声，甫具口鼻，均令孕妇曲身而安。其有仍复啼者，急散百钱于地，令孕妇拾取，其效甚捷。道光乙未子月二十七日，粤东顺德友人麦平石之簉室①撩高取物，忽儿呱呱啼于腹中。询之孕已八月，乃急嘱撒钱于地，令妇取之，俄其声果息。或问所以儿啼之故，答以胎内有疙瘩，儿含口中，母手向高，儿口脱出其物，是以啼也。然虽速愈，胎究伤损。平石簉室月足产儿，未几而殇②。特志之，为怀孕者知所谨慎也。

保胎须知胎动非正产

妇人受孕六七个月或八九个月，胎忽乱动，至两三日，动时忽痛忽止，或有水下，但腰不甚痛，是胎未离经，名曰弄胎，又曰试胎。胎水有无俱不妨，只要直身坐卧行立，不可惊忧逼迫。缘弄胎、试胎均非正产，自因触犯致此。故须照常坐卧，胎安则痛自止。若仓皇无主，乱揉乱扰，致妇惊忧，反误事矣。

孕至足月将届，须预备药物器用

孕妇临月或九个月，将荆芥末置囊佩身，时常闻嗅，可免产晕之患。然在孕妇面前不必言免产晕，只说有益于小儿，则彼自能喜佩矣。又将届九月、十月之间，所有临产时应用药物俱须预备，恐一时夜晚或未期先产取用不及，必致诸事忽忙矣。如川芎、归尾，此二味切碎收贮磁瓶，紧盖不令出气；草纸要预揉软数百张垫于床上，以便安坐；灯笼、蜡烛要预先放现成；白炭要晒极干，临时取用；白晚米，陈者佳，临产、产后煮粥

---

① 簉（zào 造）室：簉，副的、附属的。旧时称妾。

② 殇（shāng 伤）：未成年而死。

用；旧布包儿拭污，最不可少；白布裹脚，临产时只可束胸，切勿束腰，致碍小儿转身；红糖防有石膏搀入，须细看之；醋，顶高米醋买一二斤，收藏罐内，勿令走气，并不必向产妇说知；富贵家备人参一二钱，切碎，贮银罐内；丝绵，裹指拭儿口用；生甘草煎汤，拭儿口；细绢、软绸、去皮胡桃肉、生半夏，切片贮磁瓶，恐胞衣下而胞未下用。

小　产

三月、五月而堕者，为小产。此因胎脏损伤，胞系腐烂，以致堕胎。比大产更甚，视为轻忽而殒命者有之。必须倍加将息，宜服补血养气、生新去瘀之剂。若服堕胎药，害莫大焉！望慎重之。

七月而堕者，为半产。此除跌仆损伤外，有无故而忽堕者，多在三、五、七月。若前次受胎此月曾堕者，后次受胎至此月，亦必应期而堕。务须预先调补，使勿再蹈前辙。

妊娠三月，乃手厥阴心包络所养。心包络，名相火，内属于心，代君火行事，其经多血少气。若悲哀、思虑、惊动而神气内虚则堕。当此之月，名为始胎。血不流行，未有定仪，见物而化。欲生男者，操弓矢；欲生女者，弄珠玑；欲子美好，玩佩璧玉；欲子贤能，讲论诗书；欲子端正庄严，口谈正言，身行正事，是谓外象而内感者也。静言思之，古之胎教，不外是矣。

妊娠五月，乃足太阴脾经所养。脾为五脏之本，生化之源，其经多气少血。若饮食失宜，起居不慎，脾土受伤，不能化血养胎则堕。怀孕之妇宜预为开导。

妊娠七月，乃手太阴肺经所养。肺主一身之气，所以流行血气，举载胎元，是经亦多气少血。若多言大哭，薄衣洗浴，食凉犯寒，气血亏损，不能内固则堕。怀孕哲妇须处处留神。

凡此三经关系最大。若此月经虚，不能任养而堕，后至此月经益虚，故复堕。必须用对症之药，先期半月服十余剂调补，防过此月，则胎自固矣。

预防堕胎方药

三月前用芎归补中汤或茯苓汤。

五月前用安中汤或五味异功散，加芎、归、麦冬、阿胶。如呕吐，用六君子加砂仁、山药、扁豆、生姜、大枣。

七月前用补中益气汤，倍加当归、川芎、砂仁、枣仁、姜、枣。如有别症，更加斟酌。此月防过，尤宜慎之。

胎前各症

怀孕四五十日，四肢软倦，脊背恶寒，眩晕恶心，呕吐痰涎，思食酸物，为恶阻之症。宜服竹茹汤五六剂。

熟半夏　苏梗　藿香　条芩炒　陈皮　枳壳麸炒　白芍各一钱五分　竹茹三分

河水煎。

如火旺呕吐甚者，加酒炒川连五分，黑山栀一钱，麦冬去心二钱；胃虚者，加炒白术一钱，钗斛二钱；气滞者，加酒炒香附三钱。

怀孕六七十日，大便燥结，腹满，努力难解，无故悲泣，名为脏燥。宜服清燥汤六七剂。

瓜蒌仁炒，研　白芍酒炒　归身酒洗，各一钱五分　生甘四分　生地　麦冬　去心麻仁炒，各二钱　枳壳麸炒　条芩各一钱

加枳子仁三钱，河水煎，调白蜜十匙服。

怀孕三四月，内热体倦，腰腿酸痛，白带淋漓，小便频数，

饮食少思，名为子淋。宜服固真饮。

白术土炒　条芩　续断盐水炒　白莲须　芡实炒　陈皮各一钱
杜仲盐水炒　怀山药各一钱五分　麦冬去心，二钱

加建莲五颗不去心，打碎，天泉煎服。

怀孕四五个月，咳嗽，五心烦热，胎动不安，或痰血，或
鼻衄，皆因火旺上冲肺经，名为子嗽。宜服宜胎饮六七剂。

生地三钱　归身酒洗　麦冬去心，各一钱五分　白芍酒炒，二钱
阿胶蛤粉炒成珠　杜仲盐水炒　续断盐水炒　条芩　枳壳麸炒，各
一钱

加砂仁末炒三分，河水煎服。

怀孕三月，恶心、懒倦已退，脏燥已润，但须和中保胎，
养血调气，健脾进食，于四、五、六、七、八个月逐月宜服安
胎丸。

生地四两，砂仁末一两，水煎煮烂，蒸　归身酒炒，蒸　白芍酒炒
於术米泔浸，各三两，切片饭上蒸，晒五次，土拌炒焦　陈皮　条芩酒炒
川断盐水炒　杜仲盐水炒　麦冬去心，各二两

共捣，晒干，磨末，炼蜜为丸。每晨砂仁汤送下三四钱。
如脾虚多泻者，加山药、菟丝饼各三两；如元气太虚者，加党
参四两；如血虚者，加真阿胶二两。

怀孕按月保产方

怀孕一月，不须服药。如有不安，即当调治，宜服安胎饮。
白术炒，二钱　黄芩一钱五分，微炒

水一钟，煎服。或为细末，以清米饮汤调下。如血不足，
加酒炒归身一钱五分。

附黄芩、白术考白术益脾，能培万物之母，黄芩泻火，能滋子
户之阴，故为安胎圣药。

大安胎饮

酒归二钱　人参五分　炙甘　荆芥穗各五分　砂仁去壳炒，二钱
桑寄生　白术炒　白芍酒炒　条芩炒　续断盐水炒　川芎煨，切
熟地酒洗，各一钱

水煎服。如觉气不顺而喘，加苏梗一钱。

怀孕二月，胎气始盛，逆动胃气，恶阻呕吐，饮食少进，宜服陈皮大半夏汤。

陈皮去白，盐水拌炒　茯苓各一钱　条芩淡姜汁炒　枳壳麸炒，各
一钱　紫苏八分　炙甘五分　制半夏二钱五分

姜一片，水一钟，煎七分，食远服。

怀孕三月，恶阻不止，饮食少进，宜服陈皮大半夏汤。

陈皮去白，盐水拌炒　茯苓各一钱　子芩淡姜汁炒　枳壳麸炒
紫苏各八分　制半夏二钱五分

姜一片，水一钟，煎七分，食远服。再下抑青丸。

川连姜汁炒三次，研末，米糊丸，如绿豆大。不拘五六十
丸，即以陈皮大半夏汤送服。

经国按：恶阻者，妊中恶心呕哕，由血阻痰亦阻所致。故
饮食少进，多从痰治。二陈汤、小半夏茯苓汤加条芩、藿香、
苍术、白术。月数多者，务去半夏，用川贝母代之。为是，怀
孕四月，如觉倦卧不安，或口苦头痛，脚弱及肿，急服安胎和
气饮。

归身酒洗　白术米炒，各一钱五分　白芍炒，一钱　茯苓　香附
盐水炒，各八分　陈皮去白，二钱　黄芩炒，八分　炙甘　川芎各五分

水煎服。热多，加山栀一钱。

怀孕五月，觉胎长腹重，睡卧不宁，宜服养胎饮。

炒白术一钱五分　白芍酒炒，一钱　归身酒洗，一钱　泽泻一钱

川芎八分　条芩八分　枳壳麸炒，八分　炙甘四分

水煎服。

怀孕六月，或腹痛，或胀闷，或胎动不安，宜服大安胎如胜散。

酒归二钱　炒白术一钱五分　茯苓一钱　子芩一钱　白芍酒炒　砂仁去壳，研　桑寄生各一钱　炙甘草五分

水煎服。

怀孕七月，觉胎气不安，或损伤漏血，或腹大重坠，急服清胎万全饮。

酒归一钱五分　炒白术　续断酒洗，各一钱五分　子芩酒炒　白芍酒炒　熟地　桑寄生　真阿膏蛤粉炒成珠，各一钱　茯苓八分　荆芥八分　炙甘五分

水煎服。

怀孕八月，觉胎气不安，气逆气喘，宜服束胎调气饮。

陈皮去白，三钱　子芩一钱五分　枳壳麸炒，一钱　苏梗一钱　茯苓一钱　白术炒，一钱　炙甘三分

水煎服。

怀孕九月，虽无他症，亦当顺气和中，扶脾安胃，使无难产之患，宜服顺胎和气饮。

当归二钱　白术炒，一钱五分　大腹皮豆汁浸水洗四次，净，八分

水煎服。

怀孕十月，气体虽如常，宜预服滑胎饮，间二三日一服。

当归一钱五分　酒炒白芍二钱　川芎六分　炒白术一钱五分　陈皮一钱五分　香附一钱五分　炒黄芩五分　苏梗五分　炙甘三分

水煎服。如气虚者加入人参一钱，胎肥者加炒枳壳一钱。

怀孕七八月间，虽无不适意处，宜服猪肚参莲汤。

人参一钱　莲肉去心，一两　白扁豆去皮，三两

用雄猪肚一个，洗净，将参片、莲肉、扁豆装入，用线扎口，以大砂锅一个，碎碗片铺底，不使着锅焦裂，扣水慢火炖熟。孕妇七八个月间，每月吃二三个，连汤药吃尽，大补脾胃，壮健精神，可免崩、晕诸症。

孕妇腹痛，宜服砂仁葱汤。

砂仁炒，去壳研，一钱　连须葱白三根

煎汤服。

如腹痛因血气涩滞不通之故，用砂仁顺气于下，葱白顺气于中，气行血和，其痛自止。倘别有他故而痛者，宜随症施之。

怀孕别无他症，只觉烦闷者，心肺有热也，名曰子烦。宜服犀角散。

犀角镑①，五分　地骨皮二钱　麦冬去心，二钱　赤茯神抱木，一钱五分　条芩一钱　生甘五分

水煎服。

又方，四物汤加麦冬、知母、山栀、条芩。

怀孕，头项强直，筋脉挛急而痛作者，由阴虚火亢，痰气厥逆，故令晕倒作羊犬之声，此名子痫。宜服四物加芩连姜夏汤。

熟地三钱　归身二钱　川芎六分　白芍一钱，酒炒　黄芩酒炒，一钱五分　黄连酒炒，五分　半夏一钱　生姜一片

水煎服。

又方

羚羊角　独活　枣仁　五加皮各八分　米仁　防风　当归

---

① 镑：削。

川芎各四分　茯神四分　杏仁去皮、尖，四分　木香、生甘各三分

水煎服。

又方

川芎、羌活各等分

水煎，入酒少许，温服。

此方又能下胞衣，逐产后恶血。

怀孕而胎气不和，凑上心腹，腹满闭闷，气塞欲死，名曰子悬。宜服紫苏饮。

人参一钱　紫苏梗一钱　陈皮去白皮　当归二钱　川芎八分　生甘五分　白芍一钱五分，酒炒　大腹皮豆汁浸水洗四次，净，二钱

又方，葱白二十根，水一升半，于银石器内煮至半，取汁炖服，食葱尽，即愈。

怀孕而小便淋沥，此本于湿热，名曰子淋。宜服冬葵子汤。

冬葵子略炒，二钱　柴胡炒，五分　桑白皮炒　白茯神抱木　归身各一钱五分　白芍酒炒，一钱

水煎服。

又方，冬葵子一升，用水三升，煮取二升，分二次服。如无葵子，即葵根亦可。

又方，芜青子七合，为末，水和服方寸匙，日三服。

怀孕小便数出，或热痛，是亦子淋。

地肤草四两，捣取自然汁，温服。或以水四升，煎取二升半，分二次温服亦可。凡小便淋闭及子烦皆效。

又方，地肤子四两，只用一味水煎，分作三次服。能祛膀胱湿热。

怀孕气血失调，营卫涩滞，故令身体浮肿而小便不利，此名子肿。宜服木通散。

木通　苏叶　茅山术炒　桑白皮各一钱　枳壳炒　槟榔　条
芩各五分　诃子皮三分　木香三分

加灯心一丸，水煎服。

又方，用全生白术散。

白术一两　姜皮　大腹皮　陈皮　茯苓各五钱

为末，米饮下。

又方，山栀子仁炒研，每钱米饮调服，不拘时。

怀孕忽然猝倒僵仆，不知人事，少顷即苏，此名子晕。宜
服葛根汤。

葛根一钱五分　白芍一钱　炙甘草五分

水煎服。

若气血两亏，八物汤加阿胶、陈皮。八物即八珍汤。

生地　白芍　川芎　归身　党参　焦术　茯苓　炙甘

怀孕中气虚弱，不能举胎，胎压其胞，以致小便不通，名
曰转胞。用二陈、四物、四君三方合煎。服而探吐，以升提其
气，上窍通而下窍利也。宜服三合汤探吐。

人参一钱　焦术　白芍酒炒，各一钱五分　茯苓　生地　归身
各二钱　川芎八分　制半夏一钱　陈皮一钱　炙甘五分

加甜瓜蒂二分，水煎服。

又方，治转胞尿闭。

葱白细切，和盐炒，热熨脐下立通。

又法，令守生婆香油涂手，入产门，托起其胞，则尿自出
如注，胀急即解。

此法比服药效验更速。胎压胞、腹胀、尿急难忍者，急以
此法施之。

怀孕而点滴下血者，此由阴虚不足以济火，气虚不足以固

血，名曰胎满。宜服胶艾汤。

熟地一钱　艾叶一钱　酒归一钱　川芎五分　炙甘五分　炙芪三分　阿胶五分，蛤粉炒　黑枣二枚

水煎服。

又方，葵根连茎烧灰，酒冲服方寸匙，每日服三次。

又方，糯米二合，煮粥，临熟入生地汁一合，空心调服。

怀孕忽然失音，不能言语。《内经》曰：此乃胎气使然，不必惊慌，当十月复。不须服药，自愈。盖以其名为子喑也。

怀孕四五个月间，可渐服新增神效达生散。

苏梗一钱五分　酒归一钱　酒芍二钱　生甘三分　川芎酒炒，一钱　陈皮八分　大腹皮一钱，黑豆汁浸，先洗四次　枳壳二钱，麸炒　白术一钱，陈土炒　川贝母去心，二钱　葱头两个　条芩三分

长流水一碗，煎八分，饥时温服。怀孕三月后，不时服之，可免小产之患，服至产时尤得力。如不能早服，产时急服之。临产前一日，加秋葵子六分，炒，研末，照前煎服。临产时，再服一剂，秋葵子可加至一钱。催生如神，比佛手散更效，不惟难产诸症可免，即腹亦能少痛也。如腰痛，加菟丝饼、炒黑杜仲各一钱五分；小腹痛，加吴茱萸五分；胃饱满，加砂仁四分。

怀孕九月后，可服达生汤，服多尤妙。

全归酒洗，一钱五分　川芎六分　益母草一钱，不犯铁器　车前子五分，炒研　冬葵子一钱，炒研　於术米泔浸，炒，一钱　大腹皮四分，滚水洗数次　淮牛膝六分，酒浸一宿　枳壳五分，麸炒　炙甘五分　木香忌水，研末，俟诸药煎熟时和入，三分

生姜一片，水二钟，煎八分温服。如腹痛，加白芷、沉香各五分，水磨，同煎服。

怀孕临月，服达生散，易产。达，小羊也。羊子易生而无难产，故名达生。临产宜服。

大腹皮三钱，豆汁浸水洗四次，净，晒干　人参一钱　陈皮一钱　紫苏一钱　归身一钱　白芍一钱，酒炒　白术一钱，炒　炙甘五分　葱一根　黄杨树头七枚

水煎服。春加川芎一钱，夏加黄芩一钱，秋冬加砂仁五分，去壳，研，枳壳一钱。

凡难产者，或因肥甘凝滞，以致儿身肥大；或因胎中有火，热盛而胞液干涩。妊娠七八月服此，则胎气敛束，使之易产，宜用东胎饮。

焦术二两　茯神七钱五分　陈皮一两　子芩一两

磨粉，每日早晨开水调服三钱。

益母集卷三中

临　盆

总　论

妇人生产，乃造化自然之理。俗所谓瓜熟蒂落。原属平常易事，毋庸惊疑。然世人竟有难产者，曷故？总因种子成胎之后，既不知积德培养，又不知分床别室，多动房劳，暗犯禁忌，及至临产之期，复不安睡忍痛，徒听守生妇言，及早用力，无怪横生逆生，伤害母子，或在顷刻，或迟月日。每念至此，能不悯然、恻然？是以胎前培养身心、保护腹孕，固不可不预为谨慎，即安睡、忍痛、临盆、坐草等事，亦均宜究心焉。请详以告其最要者。

三要真言

第一要：睡。孕妇将产时，初觉腹痛，自己须拿定主意，调养心神，爱惜气力。只是安闲自在，不必惊慌着忙，能上床闭目安睡片时最好。万一腹痛，竟不能睡，惟有暂时起立，或扶人缓行几步，或倚桌站立片时，待至腹痛稍缓，复去上床安息。总以睡为紧要。但睡宜仰，务使腹中宽舒，小儿易于转动，且产母仰睡，腹内儿即偃卧，儿欲掉头转身，绝不费力。若使产母侧睡，腹内儿亦侧睡，到得临时儿要掉头钻出，岂能便捷乎？为夫者宜平时预讲其理，使之明白晓畅，临产自知安睡，断无慌张惊忧之患矣。

第二要：忍痛。产母腹中初痛，且令扶行。此时或痛或止，尚痛得慢，名曰弄胎，非正产也。凡腹痛腰不痛者，未产；腰痛腹不痛者，亦未产。要之，此时之痛，腹内小儿正在掉头转身向下，腹儿转一些身，产母痛一阵，腹儿再转一些身，产母又痛一阵，产母停一刻痛，正是腹儿歇一刻力。及至产母痛阵甚紧，儿身已经掉转向下矣。产母若果腰腹齐痛，如折难忍，此是儿头将要钻出。再如眼有火星奔跳，二便俱急，方是儿抵产门的候。是以奉劝世人切勿使守生婆预先用手试探，即产母亦勿屈腰眠卧，直至腹痛五六七阵不止，然后坐草，自然如羊之生达脱然而出，且易且速，又何庸惊异为哉？

第三要：慢临盆。凡妇人将产，切莫轻易临盆。倘未至的候，即听信守生婆谓儿头已见，致令产母用力太早，误尽大事。生产乃天地自然之理，若当其时，小儿自会依路钻出，何须着急。所恐小儿力薄，掉头转身时力已用尽，及到产门，不能即出，容或有之。此时产母正宜用力一阵以助，自然如顺水之放舟矣。盖此时母子气血两分，产母浑身骨节俱用，不仅交骨①放散。譬如瓜熟蒂落，水到渠成，自然而然，不待勉强，及至生下，即产母亦不知其所以然矣。

或问：大便亦须用力，如何生产不须用力？答曰：要知大便是呆物，必须人力才下。小儿在腹，虽无知识，天性自会运动，产母不但不必用力，而且最忌用力。盖小儿端坐母腹，及至母要产时，小儿自会垂头转身向下。母腹狭窄，他人有力难施，要听小儿自己慢慢转身到得产门，头自向下，脚自向上，倒悬而出，极其容易。若小儿未曾转身，产母预先用力一逼，自然把脚先出，乃守生婆美其名曰"脚踏莲花生"。或小儿转

---

① 交骨：指耻骨或骶尾关节。

身未定时，产母预先用力一逼，自然横卧腹中，一手先出，守生婆又取其名曰"讨盐生"。即或小儿转身，头已向下，略不条直，生路未正，产母用力略早，儿又或左或右，偏在一边，自然儿头顶住产母腿骨而不得出。此等种种弊病，尽是时候未到，产母先自用力之故。奉劝世之明哲产母万万不可听信守生婆预先用力。然亦非全不用力，总要用力在腰腹齐痛、二便齐急、眼见火星乱跳之际，不过一盏茶时候。以前切不可误用其力，即如大便未到粪门，虽然努挣用力，亦不能出。若一到粪门，一挣即下，而况于生产乎？

或问：何以知用力在一盏茶时候乎？答曰：此时与前不同，若小儿果然逼到产门，必定产母胸前陷下，腰腹重坠，痛阵紧急，大小便一齐欲出，目中金花乱闪，则知产母骨节疏解，交骨已开，岂非儿至产门之的候，若于此时产母用力一迸，母子分张，可操券矣。拟以一盏茶时候，甚言用力之速耳，其实尚到不了一盏茶时候也。

或曰：到时小儿自会钻出之说究竟未敢深信，不知古人曾有言及否？曰：古人立言，不过撮其大要，安能事事琐屑言之？只要后人悉心体会耳。观"瓜熟蒂落"四字，即知小儿自会钻出；观"揠苗助长"四字，即知将试痛认作正产。若谓十月怀胎已满，小儿不会钻出，何以抱鸡日足雏能啄壳自出乎？观此可知矣。又古人谓：有早至八九月而生者，亦有迟至十一二三月，或竟有迟至三四年而生者。一则气到自要先钻出，一则气不到自不肯钻出耳，实关母气之足、不足也。然则小儿自要先钻出，谁能御之？小儿自要迟钻出，谁能强之？或掀髯大笑曰：是是。

或问：早一时断不可动矣，不知迟了一时可不妨否？答曰：

不妨。若果当其时必无不出之理，即偶有不出者，此乃小儿力乏所致。只须令产母上床安睡，使小儿在母腹亦得安睡歇力，到得力足，片刻自然落地矣。

或曰：倘若儿抵产门而产母睡下，岂不有碍？曰：正要他睡下，盖当时产母试痛，儿尚端坐母腹。所以母虽腹痛，不令他睡，令其依桌而立，缓步而行，及儿身倒转，儿头向下，即在母腹安然仰睡。勿令产母曲眠侧卧者，恐致横生倒产，脚手先出，以及儿头顶住产母腿骨也。今儿头既已直抵产门，若再令产母行坐或起立，是将儿倒悬矣。儿已倒悬，岂能久待乎？急令产母正睡者，以此盖产母正睡儿亦正睡，不但无碍而且母子同歇力，正大有益，何所碍乎？又问曰：倘或闷坏奈何？曰：他十个月尚且不闷，今不过片时反闷乎？或乃憬然而悟。

或问：临期有经验丹丸，亦可用否？曰：不必用。大凡生产自有时候，时至自生，何须用药？未到时候，切不可早用催药。强其速生，使儿不能转胞，反致横生倒生。如欲用药，须待腰腹痛急，胞水与血俱下，真正是将产时候，始可用药顺势推之。药亦只须用芎归汤、佛手散。盖胎前要血足，血一足如舟得水，何患不行。特恐产母血少又或胎浆早破，以致干涩耳。今二方俱大用芎、归，使宿血顿去，新血骤生，随手见效。且使产时快便，则产后无病。其余耗气损血等药，如鼠肾丸、兔脑丸、回生丹等，虽极效验，总稍有碍，不如不用为妙。即或产时，略有不顺，总以睡为上策。昔陈氏妻，生产九日不下，仅存一息，叩医求兔脑丸。问之曰：头逼产门不得出。医令安卧，即与加味芎归汤。明日生下，母子两全。设与催药，反或有误。此盖因产母用力太早，逼令小儿横在腹中耳。岂有倒悬十日而尚得生者乎？

或问：守生婆究竟该用否？曰：既有此辈亦不可不用，但要全凭自家作主，不可听命于彼耳。大抵此等人都是愚蠢，不明生产道理，定是要居功劳，所以一进门来，不问迟早，即令产母坐草用力，必定说孩儿头已在此，或揉腰擦肚，或手入产门探摸。似此鲁莽，多被损命。更有狡恶丧心之辈，不肯安静，借此居奇射利，故作惊讶之声，以逞其能，欲索重谢，不顾产母忧疑，以致被害，尤不可胜言矣。按：北五省谓之稳婆，江淮间谓之收生婆，吴越间谓之守生婆，徽宁间谓之接生婆。盖因其年老，使之守候临盆、接儿落地、收生上床耳，原非要他动手也。每见富贵之家，预遣守生婆到家留住多日，及至临时，产母稍不快，便前门后户引到无数，纷纷攘攘，闹成一片，每致闹成大事。所谓天下本无事，庸人自扰之。昔张氏妻，年轻体壮，每孕必八个月而产，每产必数日而下，生女必周而夭。一医曰：日后临产可相闻。明年又八个月而生，三日不下，仅存残喘。忽忆医言，飞舆迎视，诊之脉未离经。守生婆在旁曰：儿头已抵产门，不得出耳。医即令安卧，且戒勿扰，与安胎药。明晨主人出谢。医曰：夜来若何？主人曰：想是试胎，今已安好。后百二十日，计十二个月足生男，且少病多寿。始知从前数胎皆生采取出，因产妇体壮年轻，幸得保全性命耳。

或曰：催药不可乱投，守生婆不可轻信，已闻教矣。若先时误于用力，以致横生倒生，奈何？曰：急令安睡，用大剂加味芎归汤服之，略用手法，自然生矣手法见后《十产论》。

十产论遵薛氏治法

凡生产能先知此十证，自然母子均保安全。世之业守生者，固宜知此，庶不致害人。即妊娠之家更宜知此，庶可免自害。

一曰横生。因儿身方转，产母用力太早，逼令儿身不正，先露手臂。从旁伺候者不必惊惶，只令产母安然仰卧，用大剂加味芎归汤服之。守生婆以手徐推儿臂合上，复以中指探儿肩，弗使脐带绊系，待儿身转正，头对产门即生。

二曰倒生。因儿未及转身，产母努力一进，故先露足，亦不须惊，只令产母安然仰卧，用大剂加味芎归汤服之。守生婆以手徐徐推足入，静候片时，俟儿身转正近门即生。伺候产母之亲人，须时时留心，若在旁一见小儿或手或足略有出意，即令产母宽心仰卧，不必将儿手与足伸出向说，恐其反生忧虑，密令守生婆轻轻送入，勿使多出。盖出少，则易推入；时未久，亦易推入。如出多而时久，则手足青硬，子必受伤，难以扶入。又切不可听凶恶守生婆用刀断儿手足，手足一断，儿必乱扰腹中，两命俱伤矣。请明哲者切记之。昔一产妇用力太早，儿手出不得入，守生婆方持利刃以须，其翁甚恐，急商之老名医。医闻之恻然，遂急令产妇安卧，以大剂芎归汤给服，一面令守生婆以盐半分涂小儿手心，以香油抹儿满手，然后轻轻推入。明日生下，母子皆安，右臂紫黑，数月始消_{盖盐主收缩且螫人痛，}儿手得盐则痛而缩进，自能转身生下。足先出者亦仿照此法。

经国：曩①自闽南游幕②旋里③，会有族婶身怀六甲，将次临盆，惟因气血体弱，分娩颇艰。累日试痛，邀余诊视。时方傍晚，余以剖卵出壳、瓜熟蒂落为来人譬告，并嘱断毋慌张，姑暂给服加味芎归汤，安睡勿躁，更不许守生婆动扰。饭毕，当即往诊。自以为不过稍停片刻，定无碍也。岂知守生婆不甚谙练，且中存异见，以试痛认为正产，谓儿头已抵产门多时，

----

① 曩（nǎng 攮）：从前，过去。
② 游幕：离乡作幕宾、幕友。
③ 旋里：返回故乡。

恐致闷坏，如须救儿，必当动手。怀孕者本已惊惶，一闻此言，尤滋疑惧，几次转身侧睡，儿手先出。守生婆仓皇无措，不待余至，亦未商之旁人，即用利刃断落儿手。从此产妇腹痛欲绝，产门闭塞，母子俱伤。余急吐哺①奔赴，已无救矣。呜呼！守生婆忍心至此，言之能无切齿哉？余于是将临产勿听守生婆之言痛告族人，并书《达生编》一通于厅事。虽蒙寒族见信，谅余苦心。第思《达生》一书最关紧要，普天可用，各家应藏，且男子、妇女人人宜晓。爰辑诸说，并选良方，附刻入集，遍送同人，俾怀孕者应如何存心培养，种子保胎，以及起居服食，得有贤夫预为讲解，庶平日一切俱知，临产可期安全云。

或问：横生倒产，此皆用力太早之故，但世间亦有未曾用力而多难产者何也？答曰：或因母体本弱，血气虚损，胎养不足；或因母病伤寒之后，热盛损胎；亦或孕后不戒房事，以致欲火伤胎；又或多食椒姜煎炙等物，热母伤胎，以及跌仆损伤等症，多能难产。药虽用加味芎归汤、佛手散皆万灵万应，然症有阴阳、虚实、伤损之不同，惟在名医熟察其症而施治之。

三曰偏产。因儿虽已转身，但生路未正，被母用力一逼，致儿头偏一偏，虽露顶，非也，乃额角耳。急令产母仰卧，守生婆轻用手指扶正头顶，即生。又有儿顶后骨偏住产母谷道②，旁露其额者，可令守生婆以绵衣烘温，裹手，于谷道外边，轻用手指推拨儿头令正，即生。

四曰碍产。因儿转身时产母用力太早，致儿脐带绊肩，虽儿身已正，门路已顺，儿头已露，犹不能生。急令产母仰卧，

---

① 哺（bǔ 不）：吃。
② 谷道：肛门。

益母集卷三中

六九

守生婆即用手指轻轻推儿向上，以中指按儿肩拨下脐带，俟儿正顺，即生。

五曰坐产。因儿将产，产母疲倦，久坐椅褥，抵其生路。须用手巾一条拴系高处，令产母以手举之，轻轻屈足作坐状，使产户舒张，儿即生下。若当时产母不久坐而多睡，即无此患矣。

六曰盘肠生。因产母平日本来气虚，又临产时预先用力努挣，以致周身气血下注，从此肠随儿下。一次如此，下次路熟，亦必如此。若能等待瓜熟蒂落之时，断无此等产患也。今无别策，惟有用外治法。将肠以洁净光滑不破损之漆器，如桶盘之类盛之，待儿胞衣俱下，产母仰卧，自己吸气上升，守生婆先用香油涂手，徐徐送入。但气足之妇，自然吸上，不必扶助。若气虚者，只好依古方用蓖麻子四十九粒研烂，涂产母头顶心，其肠自能收上。但一收上，立刻将蓖麻子膏洗去，断断不可迟缓时刻。又一法，皂角末吹鼻中，打喷嚏即收。又一法，以生半夏为末搐鼻中，其肠自上。又法，以醋半盏、水七分调和，噀①产母面，每噀一缩，三喷尽收入。又法，浓煎黄芪汤，将肠浸之，亦能收入。其肠若干，以磨刀水少许温润之，再用磁石煎汤服之，即收上_{磁石须觅阴阳}，家用过有验者。又方，大纸捻麻油润之，点灯吹熄，以烟薰产妇鼻中，肠即收上。此方平善最可用。忆余在闽南兴化②郡署，民家有妇年四十余岁，产子甫七日，赴河边挑水，方曲身担起，努力一挣而肠坠下，人即跌翻，躺卧于地，目闭气微。盖因气血将衰、产后交骨尚未

---

① 噀（xùn 训）：含水在口中而喷出。

② 兴化：今福建莆田市。

合也。此妇为居停徐郡伯香坨先生之孙乳哺者，郡伯闻其夫泣诉，即向余言致患之由。余令其夫速归，舁①妇至床，勿令进风。一面为买补中益气药五剂，内中重用芪、术、归、芎浓煎，给予先服，仍用蓖麻子三钱研膏贴于顶心。约计一炷香时药力已到，可以扶助正气，即令其夫用凉水一钵，出妇不意，迎面泼其三次，三泼肠即三收而入。急令拭去顶上蓖麻膏。不过一筒烟时，妇能起床啖饭矣。次日夫妇抱双鸡叩谢，却之去。郡伯称善治。此道光三年八月事也。又十五年二月，余在粤，有都府街孕妇金姓，未产肠欲坠，亦奄奄一息，诊其脉，血亏气陷。余亦仿佛以前法治之，即缩入，至半日而瘥。后服安胎补剂，月余而产一子，母子俱安。此法盖因乡村气体壮盛之妇而设也。若富贵之家，则用前数方治。

七曰冻产。冬月严寒，被衾单薄，下部受冻，以致血冷凝滞骨骱②，产户坚收，儿不能即出。速以芎归汤③加炮姜或肉桂与服。衣服宜厚，产室宜暖，下体又宜温厚，但火气不可太热，恐致血晕。一法，以紫苏煎汤薰洗，大抵严寒时月，产久伤冷，气血必凝，用薰洗之法甚妙。坐草太早，去被良久，常有此患，务当慎之。

八曰热产。夏月酷暑，产室人多，热气逼蒸，使产母热伤气分，头痛面赤，昏昏如醉，气乏不能产下，宜置凉水室中。若凉台水阁以及狂风阴雨更当谨避，总之产妇当温凉得中为妙。

九曰惊产。或因少妇初次生产，或因向来难产，临期恐惧，以致气结不行，儿不即下。紫苏饮最妙，或用紫苏一钱，当归

---

① 舁（yú 余）：抬。
② 骨骱（jiè 介）：人体各骨关节的总称。
③ 芎归汤：诸本均作"芎汤归"，疑倒，据文义乙正。

三钱，长流水煎服，名舒郁汤。

十曰伤产。怀胎未足月，有所伤动，以致脐腹疼痛，忽然欲产，或妄服催药，逼儿速生，如此生息，难免无伤，请三思而谨慎之。

临盆诸症方

胞衣先破，其故有二：一因母弱，气血虚，胞衣薄，儿身转动，随触而破；一因儿身未转，坐草早，用力狠，以致胞破，胞破久，水血干，产路涩，儿难下。急用大剂加味芎归汤，加熟蜜一两，助气而兼润滑，自当顺下。

又法，浓煎葱汤薰洗产户，即下。或以黄芪、当归斤许，以大釜煎之，使药气充满一室，产母鼻口俱受其气，亦良法也_{予意冬月最宜，春秋亦可，若夏酷热不宜。}

又有胞水先破，被风所吹，以致产户肿胀干涩狭小者，亦莫妙于浓煎葱汤薰洗，再服加味芎归汤。

又有狡猾守生婆意欲害人，私以手指掐破胞衣者，极要防备。

又法，如遇产妇临盆，胎未下而胞衣先下者，急赴药铺买附子一两，切片炒热，用绸绢包好，乘热放产妇脚心，其胎立下。曾经试过多人屡验者。如犯此患，宜依行之。

血滞难产

临期难产，败血凝滞，不能生下者，芎归汤加牛膝、瞿麦，服之即产。昔有名医宿客寓，值寓主之妇生产，数日不下，下体甚冷，医急令以椒、橙、茱萸等煎浓汤薰洗脐腹、产门等处，气温血行，遂产。

产期未至，不可令扶产人早抱腰，恐腹内儿难转身，至于束腰之布，必须及早放松解下，此两事为第一紧要。

临产昏晕气绝

临产儿未生下，忽然晕绝者，此因痛极气闷，急用生半夏为末，饭丸如豆大，纳鼻中，即产此扁鹊方。

凡妇人生产，累日不下，危急之至，用蓖麻子十四粒，去壳，明朱砂一钱五分，雄黄钱半，蛇蜕一尺，烧存性，共研细末，用浆饭和丸，如弹子大，先用温花椒汤淋渫①产妇脐下，然后将药一丸放于脐中，用纸数层覆盖，又以阔布松松束之，紧则有碍小儿运动。若儿头先下，急取去脐中丸药，慎勿迟误时刻。

凡妇人产难危急者，亦有速用寒水石四两，二两生用，二两煅赤，同研细末，加明透朱砂漂净者五钱，同研，如深桃花色，每用三分，井花水调如薄糊，以纸花剪如杏叶大摊上，贴脐心，候干再易，不过上三次即产。无论横生、倒生、死胎俱验，名为立圣方。

凡妇人倒产，儿足先伸出者，谓之逆生，不必惊惶，急令产妇仰卧，令守生婆用手轻轻推入儿足亦可。否则以盐涂儿足，守生婆即以指甲搔儿足心几下，并以盐放母腹上，轻轻磨之，亦效。

又法，用小绢针刺儿脚心三五刺，即以盐少许涂刺处，儿脚缩入，即顺生。

交骨不开

临产交骨不开，有锁骨者，有元气素弱，胎前又失于调养，

---

① 渫（xiè泄）：除去污秽。

以致气血不能运达而然者，均宜用加味芎归汤服之，立验。外治法，令守生婆以麻油调滑石末，涂入产门。

加味芎归汤方

当归—两　川芎—两　败龟板—个，酥炙，或童便炙灼过龟板亦可用　血余即壮盛妇人头发烧灰，一握，存性

水煎服。

约人行五里路时候即生，如胎死亦立下。

胎死腹中须参看后方

临盆，腹中胎死，或触损伤，或犯禁忌，或因胎气薄弱，不成而殒，至临于盆太早，胞浆先破，胎血干涸而死者更多。只宜佛手散、加味芎归汤服之，自下。若不下，再用当归一两，厚朴、陈皮各二钱，酒水各半，煎好，加朴硝一钱，能令化下，极易。如或不便服药，但令产母不要慌忙逼迫，亦迟迟生下，定不伤母。慎勿乱用奇方，并听凶恶守生婆预先乱动，致伤两命。

或问：何以知其胎死？曰：只据外症而论，面赤唇青，母活子死；面青舌赤，口中沫出，子活母亡；面舌俱青，口边沫出，子母俱死。且死胎冷坠，腹痛，或为呕恶，或秽气上冲，与好胎不同。薛立斋曰：下死胎，平胃散加朴硝最妙。方用厚朴、苍术、陈皮各二钱，生甘五分，朴硝三钱，水煎服。

胎死不出，及胞衣不下，产后诸疾狼狈者，刺羊血热饮一小盏，极效圣惠汤。

胞衣不下须参看后方

胞衣不下，亦是临盆太早之故，当产，骨节开张，壮者数日而合，怯者弥月而合。今不待其开而强出之，因胎出而骨眼

随开，以致胞出不及耳。如遇此症，用佛手散加牛膝、瞿麦各二钱，滑石一钱，水煎服，自下。

若败血流入胞中，胞即胀大不得下，治之稍缓。胀满腹中，上冲心胞，疼痛喘急，宜速断脐带，使小儿血脉不潮入胞中。但此带极脆，宜以软绢裹之，用心拿定，然后断之，否则胞上掩心，立见危殆。宜急服牛膝汤或佛手散，逐去胞中败血，即时坠下。只要产母安心，自无患害。千望勿可听信守生婆妄用手法，多致误事。

儿既脱胞，带必坠下，胞在腹中，形如仰叶，仰则盛聚血水，胀碍难出。惟得老成有识守生婆以手指顶其胞底，使血不留住，或以指摸上口，扒开一角，使恶露倾泻，则中空自落矣。

其或产母气血疲弱，不能传送，因而不出者，产母但觉乏力，别无胀痛，又当补气助血，宜服加味芎归汤，不可乱投方药。抑或将产母头发吊起，急以发梢探母喉中，一呕即下。

产后宜忌

临产时，只宜老成两三人安静陪伴伺候，切忌多人嘈杂，一切亲族妇女概勿入房。若多一人，即多一时迟延。孝服、秽浊等人，尤当避忌。夏月更不宜多人，热气拥盛，亦能令产母烦躁发晕，其害非小。

守生婆只宜一人入房，不可多唤，反致混闹有误。凡用守生婆，须择老成忠厚者，预先嘱托，及至临盆，务必从容宁静。《千金方》曰：夜半觉痛，日中则生。可知时至，自然分挽，不得用法催逼。

在房陪伴伺候者，总宜安静，不可多言，不可声响，务令产母稳睡为妙。

第一要劝产母安心仰睡，忍痛歇息。切忌在房内大惊小怪，或嘻嘻哈哈，或交头接耳，切切喳喳，咨嗟太息，以及求神许愿，均能令产母忧疑扰乱，多致害事，不可不平时预先教导。

产母切忌曲身眠卧，临产坏事。总因产母畏痛，不肯行动，以致胎转不顺，小儿将到产门，被母曲腰遮闭，再转再闭，儿必无力而不能动，决定难产。人见不动，即谓胎死。岂知胎儿实因无力而歇息，非死也。此时即有妙药，亦不能助儿有力而动。只要产母心安气和，息养片时，儿复能动，自然生下。

产母切忌惊忧躁急，盖惊则气乱，急则气逆，恶血上冲，多致闷绝。

天时寒冷，产母衣裳宜厚，被褥宜温，背心更宜和暖，房内宜多设火炉，辟除寒气。否则产母气血凝滞，儿难送下。

盛暑之月，产室必须清凉。若热甚，产母必致头痛面赤，即成昏晕。宜多贮井水，以收热气，仍须时常换之。若遇疾风阴雨又当谨避。

或有儿生不顺，与夫双胎难出，以及怪胎，不必惊慌，自然生下。总要守生婆多方安慰，能不令产母闻知更妙。倘被惊慌，气往上逆，愈难生下矣。

临产以进食为本，此时心内忧疑，腹内疼痛，甚至精神疲倦，口中失味，全要佳美饮食调养。倘不能食，即鸡鸭肚肺清汤亦宜时常给与饮呷，又宜时吃稠腻米粥，令勿饥渴以致乏力，更不宜食硬冷难化之物。

临产时，产母腹痛至五六阵，愈痛愈紧，此时腹中小儿已经掉转头，须摸产母中指，若中指跳动紧急，方是正产之时。

产母临产，腹痛难忍，兼连腰痛如折，大小便欲出，眼中火星爆跳，方是儿逼产门，此时可以坐草。

经国按：《大全方》云：妇人怀孕，有七八个月生者，有十三四个月生者，亦有一二年及至四五年而生者，不可不知云云。余谓此等胎孕，或迟或早，悉皆禀之母气，不特医者当究心，即筮仕与佐治者亦当留意，或恐有此案情，亦可以从前。袁简斋先生云：胸有成竹，判断释疑，未始非造福之一端。即如蔽族有妇怀孕至五年余，于夫房将近六载而产一子者，幸其夫垂危时与弟道明其事，而其弟转语之族房，始无疑议。余室人孪生二子，系十三月分娩者，以漏胎故耳。兹故不言案而言症，如杨子建先生所论《十产》可谓详且尽矣，惜乎稍冗。若家有产妇，事在危急，正当仓皇忽促之际，岂能悉心玩其要处？谨举《伤胎》一篇，录以奉告，即可知其大概。

　　如妇人怀孕八九个月或足月，忽然脐腹疼痛，似乎欲产，后来仍然无事者，此名试月，原非正产。是以当此试月之时，千订切勿预先令人抱腰，产母亦不可预先用力。若儿身未顺，守生婆不甚历练，先叫产母用力，或腹儿正在掉头转身，即被产母用力一逼，腹儿若非一足伸出即是一手伸出，可见或横或倒不能正生，总因守生婆先令产母预先用力所致。此时产母第一要忍痛，切勿漫无把握，到得腹腰齐痛如折，大小便亦急，眼内火星如流，摸其中指跳动紧急，正是腹儿顺身、头抵产门之候。产母到此，用力一逼，儿自落地，如此方是产母用力之当。其实道理甚明，产本非难，而实人之自取其难。大约伤胎、难产，富贵之家十居八九，皆因平时惯于骄养，一切自有主意，及至临产不能忍痛，加以无识之守生婆唯唯诺诺，一闻腹痛，即云儿头已抵产门，以致产母预先用力，无怪其坏事也。经国以见闻已多，心实悯恻，特再识之。

　　临产诸症必效方。

　　妊娠腰痛如折，宜急服紫酒。

黑料豆二合，炒焦　陈酒一碗

煎至七分，空心服。

如不喜饮酒者，水煎服，服药后略饮酒一二口以助药力。

怀孕至四五个月，宜渐服便产神效散。

归身一钱五分　川芎一钱三分　姜制厚朴七分　炒枳壳六分
菟丝饼二钱，酒洗　蕲艾五分　羌活五分　川贝母去心，一钱　荆芥
穗八分　炙芪七分　白芍一钱二分　生甘五分

水煎服。

此乃第一奇方，与保产无忧方药味相同而分数稍异。如怀
孕至三四月，每月服一次；至八九月，每二十天左近服一次；
临产再服，最易分娩，并可杜血晕、阴脱诸症，亦徙薪曲突之
法也。

怀孕或素患胎滑小产，宜预服保产无忧散。

全归一钱五分　川芎一钱五分　姜制厚朴七分　炒枳壳六分
菟丝饼酒洗，二钱　酒炒白芍一钱，临月加三分　嫩炙芪八分　蕲艾
叶酒洗，七分　荆芥穗八分　羌活五分　川贝母去心，一钱　生甘草
五分

水三钟，姜三片，煎八分温服，渣照前煎。如预服者，空
心温服。临产或安胎者，随时热服。此乃第二奇方。若治素有
产难之患，或怀孕胎滑多小产者，服此方一剂，永不小产。或
怀孕偶尔伤动胎气，热服一剂，立安。腰痛腹疼，甚至见红不
止，势欲小产，危急之际，再服全安。如怀孕至七八个月，服
一剂，过半月后再服一剂，临产时再服一剂。若妊娠身体虚弱，
加人参一钱，可保子母平安，不受惊怖。或因子死腹中，命在
垂危，服之无不立效。药味务拣道地，炮制必要如法，分两亦
须秤准。此系当年仙授奇方，断勿亵视。

按：《达生编》此方有香附一钱五分，大枣二枚，而无甘草。云：怀孕至六个月，照方每月即服二三剂，不特易产，且免产后诸症。又云：临产时加人参一钱，如无人参，倍加黄芪、菟丝饼。但已产后，此药一滴不可入口，切嘱至嘱。

怀孕六七个月后，或跌仆伤胎，或胎死腹中，疼痛不已，口噤昏闷，或心腹饱满，血上冲心者，服之生胎即安，死胎即下。又治横生、倒生，及产后发热、腹痛头痛，逐败血，生新血，宜服佛手散。

当归五钱　川芎三钱

水七分，酒三分，浓煎七分碗，温服。

怀孕临盆将产，宜服加味芎归汤。

当归一两　枳壳麸炒，一钱　川芎三钱　益母草三钱　炙芪五钱

水煎服。

怀孕三五个月，或感冒寒热，胎动不安，及未足月时感冒，或胎动，服之均能安胎。如已足月而感冒或胎动，服之即产。不论体质强弱、年纪老少，俱宜安胎催生散煎服。

当归一钱　川贝母去心，八分　生黄芪八分　紫苏叶六分　枳壳六分　条芩五分　白芍一钱　生甘二分　川厚朴姜汁制，五分　藿香三分　蕲艾三分　菟丝饼一钱四分

用河水两碗，煎七八分温服。如服之甚效，寒热稍退，胎亦安静，不妨再服一二剂或三四剂，自然快生顺生，子母俱安。但此方只服于产前，若已产切勿再服，请遍告之。再买药时，务嘱药肆掌柜必用戥子①照依所开分两秤准，不可任意手撮。又产母生下婴儿之后，此药一滴不可入口。

----

① 戥（děng 等）子：一种小型的秤，用来称金、银、药品等分量小的东西。

昔吾浙山阴胡公，世传仙授良方，其家自传方之后，数十代妇人永无难产、小产之患。服此方药，怀胎能安胎，临产能催生。怀孕者，不拘月数，偶伤胎气，无论腰酸腹痛，一服即安。即见红欲小产，亦一服即安。若十月满足，临盆稍缓者，亦一服即下。故凡家有妊娠，可于七个月服此方起，七月服一剂，八月服二剂，九月服三剂，十月亦服三剂，子母俱保平安，故名保产催生神效散。

川紫厚朴七分，姜汁炒　当归一钱五分，酒洗　川贝母一钱，去心研末，俟药煎好投入　川芎一钱五分　羌活五分　枳壳八分，麸炒　荆芥穗八分　蕲艾七分，醋炒　生芪八分　生甘五分　菟丝饼一钱，酒泡透　酒炒芍一钱二分，冬月只用一钱　生姜三片

河水一大钟，煎八分，未产先服者，空心服。如临产或胎动不安，并势欲小产者，皆临时热服。如产母虚极，生芪改炙芪，生甘改炙甘，又加人参五分。

怀孕七八个月或八九个月，胎动欲坠，腹痛不可忍，及胎漏下血，宜急服安胎银苎酒。

苎根二两　纹银五两　黄酒一碗

煎服。

如无苎之处，用茅根五两代之。

临产时不拘横生倒生，胎烂腹中，胀闷，及少妇交骨不开，即须活血逐瘀，可保万全，宜即服催生神柞饮。

生柞枝二两，洗剉　生甘五钱

水二碗，煎一碗服。

少年初产，交骨不开，或因临盆太早，用力催逼，儿横腹内，诸药无效，须用百发百中、救急良剂，宜速服催生滑胎神柞散。

生柞枝细切，一两　益母草一两　川芎五钱　当归五钱　人参三分

水二碗，煎一碗，温服立效。

产母服药后须仰卧片时，待药力已到，交骨自开，儿身顺正，然后扶起产母临盆，脱然而生，全不费力矣。方用柞枝，取其滑泽；益母动血活血；芎归养气调气；人参接养母力，更兼安心静卧，使药力通达，自必脱然而产矣。

胎死腹中，如医者业已看准，宜急服平胃散。

茅苍术米泔泡炒，一钱　川厚朴姜汁炒，一钱　陈皮一钱　炙甘五分

酒、水各一钟，煎耗其半，投朴硝末五钱，再煎三五沸，去渣温服，其胎即化为秽水出矣。若仓猝间取药未便，可仅用朴硝五钱，以温童便调下，亦效。凡猫犬胎死腹中，不能下而叫号者，亦以此灌之。

临产迟钝，宜急服加味芎归汤。

龟板要用原生一个，煎药时将此物倒迁下药罐内，合下三味同煎，倒迁即头向下尾自上　当归一两　川芎七钱　血余即妇人发一握，如鸡蛋大，瓦上焙，存性

水二碗，煎一碗，必须初上草时服。倘成死胎，亦下。

按：《达生编》有此方，惟不得煎药之法，故未能全验。此则万试万灵者，但要壮盛妇人发更灵。服后约人行五里时即产矣。

临产艰难，宜急服益母散。

益母草一两　酒一碗

煎浓汁，加入一大杯童便。服之，一切难产即下。

临产气虚，宜于坐草时急服保生汤。

人参二钱　怀生地三钱　当归酒炒，二钱五分　川芎一钱五分

川牛膝三钱

　　水煎服。

　　临产胞衣不出，脐腹急痛，速服牛膝汤。

　　川牛膝三钱　　当归二钱，酒炒　　木通三钱　　滑石四钱　　黄葵子
一钱五分　　瞿麦一钱

　　水煎服，即时烂下。

　　胞衣不下，宜服无名异丹。

　　无名异为末三钱即漆匠熬油之干也，以鸭蛋白调匀，陈米醋
一茶钟，煎滚冲服。胞衣缩如秤钟大即产下。若不下，不必惊
慌，再服即下，万无一误。

　　临产艰难，宜贴黄牛屎丹药。

　　黄牛热屎，摊贴产母脐下，胎即下，其效如神。若牛屎已
冷，放入锅内炒热，摊布上，乘热松松束于腰中，胎亦下矣。

　　裂胞难产，因裂胞数日，血水枯干，涩滞难下，命在呼吸，
急服桂元牛膝丹。

　　桂元肉六两，要与兴化龙眼生晒者，煎浓汁，生牛膝梢一
两，黄酒浸透捣烂，连酒、桂元汁和，同服半日即生下。或用
生蜜、酒酿、香油、童便和服，亦效。

　　生产艰难，有至数日不产者，急用活雄鼠肾一对，加真麝
香三分，务要当门子，捣烂，分作三丸，好辰砂为衣，白滚汤
送下一丸，不多时即产。产下，男左手、女右手，将丸握出。
如死胎，亦头顶出也。按此方神效有奇验。产母服丸后仍出，
急用清水洗净，尚可再用一次。务要打一小银瓶，或锡瓶亦可，
其式如龙眼大，将丸藏入，黄蜡封口，勿令泄气，备用。如有
活雄鼠捉到时，当即破开取肾，如前法制丸，以备不时之需。
若家无产母，亦可济人。

妇人难产，尚有一奇效方，惜得之甚难。余敬候之五十余年意不能遇，特书以告。仁人君子，请留神依行，大约心诚求之，天必能应也。愧余心不能诚，故未如愿耳。遇着端午日，正午时下雨，无论雨之大小，可速取洁净碗向檐头盛水，磨银朱①，又用新洁净笔，于纸上急写"龙"字，如钱大，几百个或千余个，其字要个个端正楷书，又要血红，不可淡，总要当午一个时辰，午时未到与午时已过俱不灵，午时不雨而书亦不灵，置之帖包。若明年端午午时天又雨，复以洁净碗接取檐头水，急用洁净墨磨于洁净砚上，更用新笔蘸墨，将去年所写朱龙字，核对大小，用净纸以墨笔写龙字，如钱大，几百个或千余个，其字亦如朱书之端楷，亦要当午一个时辰，若未到时不必接水，亦不必写，时已过而雨更不必言矣，敬谨藏着。如探闻有妇人难产，无论戚族，亦无论富贵贫贱、认识与否，可将朱书、墨书龙字，各剪一个，两龙字合拢贴牢，如钱样式，以成一阴一阳，交给产母之家，令其速用乳香煎汤，将龙字纸给予产母吞送，不多时即生。最奇者，小孩生下时，男左女右手中握龙字纸丸而出，且产母绝不费一点力，肚腹亦不甚痛，竟似有神助者。

经国：在台湾淡水时，曾闻行过一人，其效如应。但今年端午午时落雨，写朱龙字，明年端午午时不落雨，今年所写朱龙字，无用矣。总要接连两年端午午时有雨，然后朱墨龙字有灵验。台湾之所以能遇着两年端午午时有雨者，亦因海外多雨，故适逢其会耳。

---

① 银朱：即硫化汞。鲜红色的粉末，有毒，由汞和硫混合加热升华而得，用作颜料和药品。

经国：自得此诀后，岁岁妄想，欲借此救人。无如此等天时机遇，千载难逢，故前写朱字，均成废纸，良为可惜。抑经国又有说焉，此法不知传自何人，莫从稽考。惟载其诀于方书，想亦华佗先师、涵初先生一等神人欤？惟是存仁心、行仁术，古人何等恺恻①。设或诸君子中有能诚心默祷，上感苍苍，两岁午时重逢甘雨，正可大施仁泽，获益群生，慎毋贪天之功，稍存自私自利之见。庶几食报子孙，与年俱永矣。道光丙申中元四鼓会稽孟经国识。

保胎须常看经史以明胎教之法。

《娠子论》云：至精才化，一气方凝，始受胞胎，渐成形质。子在腹中，随母听闻。故自妊娠之后，必须行端坐庄，性情和悦，常处静室，多听美言，令人讲读诗书，陈说礼乐，耳不闻非言，目不睹恶事，如此则生子女福寿敦厚、忠孝贤明，反是则鄙贱愚顽矣。昔太任怀孕，耳不听恶声，目不睹恶色，口不出恶言，世称胎教，其以此欤。妇人于妊娠时能常阅经史，于视听言动以及孝敬仁爱、温恭慈淑，聊学太任于万一，庶几他年不失为贤母也。若妇人虽知大义而苦于不识字，请贤夫君一一导之，是幸！

---

① 恺恻：恺，快乐、和乐；恻，悲痛、恻隐。和乐恻隐。

益母集卷三下

产 后

新产宜忌

小儿方出产门，扶产人即以两手轻抱产母胸前，产母亦自以两手紧捧肚脐，令胞衣下坠，再宜以手从心下轻轻按摩至脐，日三四次，务使恶露不留，庶无后患。

更宜厚铺茵褥，高枕靠垫，勿令睡下。宜仰卧，不宜侧睡；宜竖膝，不宜伸足；宜闭目静养，切忌大喜大怒，亦勿令睡熟，恐倦极睡熟，血气上壅，因而眩晕；旁人亦不宜高声急叫，以致惊恐。

又宜四壁坚密遮围，门窗关闭，使无空隙，庶免受风，房内宜烧旧漆器，或用铁秤锤烧红，入醋中，或以醋沃炭火上，或以铜勺盛醋，微火常煎，令醋气入鼻，以免血晕，且收敛神气，又能解秽。切勿因产母无恙大意，盖往往有病因大意而起也。

产母分娩，于三日之内服生化汤为最要，方列后。若无他证，虽不必服药，但以益母草二钱，山楂肉二钱，伏姜五六分<small>若暑热天减半</small>，煎汤，砂糖半羹瓢，调温给与频服亦可，总然有益无损。盖使之恶露下尽，自无血晕、腹痛之患矣<small>凡产后血晕、腹痛皆由恶露未下净所致</small>。至三日之后，略饮滴水，不搀之陈绍酒，不可令醉，又不可即食猪羊肥腻等肉，须以白米稠粥调理，松门鱼鲞淡蒸或煮汤及白菜干食之。十日以外，方食童鸡、腌肉，渐渐加至如量，方免阳盛阴衰、发热胀满、泻痢等患。若不慎饮食而伤脾胃，不谨起居而感风寒，俱致发病。世之产母往往有分娩时本无病而数日后忽然变症者，皆饮食起居不节，有以致之耳。鄙人阅历过多，特琐碎述之。

初产时，不可问是男是女，恐因言语而泄气，或以爱憎而动气，皆能致病。凡生产者，无不以生男为喜悦，亦有急于盼望生男者，倘或偏生女子，此亦命数使然，为翁姑与丈夫者只宜好言宽慰，以冀产母舒怀，切勿咨嗟叹息，抱怨于妇，致令郁闷成病。余每见世有愚夫愚姑，闻妇人产女而有憎厌之色，发叹息之声，致产妇动气，立时变症者，特详以告。

产生男女，数有一定，明理达人，安于义命。乃闽粤吴楚江浙汴陕各省，无论富户贫家，每有因连胎生女而或弃或溺者，似此残忍，能不上干天怒。亦思文王之圣、后妃之德，故能有麟趾螽斯之庆。世人只须修德行仁，改过迁善，何患不子孙繁衍、瓜瓞绵延？况果能择时下种，阴功广积，亦能转女为男。恐求嗣者，尚以予言为河汉，特录神仙乩笔劝止溺女歌词以告歌长录后。

产母满月后方可梳头洗足，否则将来手足腰腿必有酸痛之患；又不可刮舌，恐伤心气；亦不可刷齿，恐致血逆。须满月以外，气血平复，方可照常理事。更于一月以内不可独宿，恐致虚惊。此亦须紧记也。

血晕与气脱宜分别虚实施治

血晕是实症，逐瘀为主。此因恶露不行，恶血冲心，心下满急，神昏口噤，不省人事者，切勿放倒，急与生化汤服之，或失笑散，或佛手散，皆可用。又另一法，用韭菜一把切碎，放入有嘴壶瓶内，即用熟醋一大碗灌入，密扎口，扶起产妇，以壶瓶嘴向产妇鼻远远薰之。此余在粤东试验过三人者。

气脱是虚症，补正为主。此因气体平素虚弱，临产复用力劳伤，去血过多，亦致昏晕不醒，由其气陷向下提不起而致然也。微虚者，少顷即苏；大虚者，脱竭危殆。但察其面白、口开、自汗、手足厥冷、六脉微极，是气脱症也。生死判于顷刻，切勿放倒，令一人挽住头发，急与大剂芎归参附等，回其阳，或增损四物汤浓煎，徐徐灌之，但得下咽即可救活。若认作血晕而以行血药投之，益速其死。愿为良医者，细心察之。

产后血攻，或下血不止，心闷面青，身冷欲绝者，刺生羊血一盏饮之，三两服即愈。

若血气虚弱，又感风邪，猝然昏晕，不知人事者，急与清魂散服之，不可稍迟。

清魂散 治产后气血虚弱，复感风邪，昏晕不省。

当归二钱，酒炒 荆芥炒黑，八分 川芎五分 人参一钱，另炖，冲 炙甘三分

为末，酒调温服，煎汤亦可。

凡妇人产后血晕，不省人事，虽危笃之极，不必惊惶，但不可令产妇卧倒，惟须二人扶坐，一人在背后撑住，用酽醋，将火炭浸醋中薰之，使醋气入鼻内，再用花蕊石末一钱，童便调下。若口噤者，用筷抉开灌之即醒。

又方，以五灵脂二两，半生半炒，为末，温酒调下二钱。口噤者，用前法。

又方，以真川郁金烧存性，为末，用酽醋一合调灌，立效。

又方，生半夏末，冷水和丸如豆大，纳鼻中即效。

若子方产下母即昏晕不省，万一此时药不及备，迟则不救，急用绸绢旧衣紧闭产户，一面令知事妇女曲膝抵住，勿使下面

气泄，又令人一手挽住发，一手扣住口，勿使上面气泄，俟其稍转，然后用药医治。

中风发痉

产后为风邪所中，角弓反张，口噤不开，名曰蓐风。华佗愈风散灌之最好，但不可大发其汗。若出汗多，或转吐泻，不可救矣。

华佗愈风散 治产后中风，口噤，手足抽掣及角弓反张，或血晕，不省人事，四肢强直，或心头倒筑，欲吐欲泻等症。

荆芥穗去梗，焙干为末

每服三钱，童便调下。

口噤，则撬牙灌之；若齿噤，荆芥不必研末，只将荆芥用童便煎取清汁，微温，滴入鼻内，其效如神。

若临产努逼，劳伤阳气，阴血又亏，无以养筋，为风邪所感，以致牙关紧闭，四肢痉强，或腰背反张，肢体抽搐，名曰痉症。当大补气血，略兼荆芥、蔓荆一二味驱风之品。若专治风邪，不顾元气，必致伤生，吾愿良医斟酌施治。

恶露不下

产后恶露不下，其症或腹痛，往来寒热，或小腹痛引腰脊。盖因腹有宿冷，或感新寒，以致败血壅滞不行，生化汤为第一对症之剂，或佛手散亦可方见临盆。若恶露淋沥不绝，因腹中恶血未净也，治法仿此。

生化汤 治产后儿枕作痛及恶露不行、腹痛等症。

酒炒当归五钱　川芎一钱　桃仁去皮、尖及双仁者，研，七粒

炮姜三分　炙甘五分

水煎温服。

经国按：产后本属血虚，然阴亡则阳孤，气亦受伤。若太补，则气血易滞；若失调，则又诸邪易袭。此方去瘀生新，扶阳益血，行中有补，化中有生，名曰生化，洵不诬也。产后即无他故，亦须服一二剂，以净恶露，可免日后诸患。又思生化汤与达生汤二方，均系张孟深先生所立，但达生汤服于未产以前，为保安胎孕之计，宜于足月时饮服；至生化汤服于产后，为去其恶露、生以新血而设，宜服于产后，故独重当归，其意可想见也。惟是产后诸症，血虚为多，故以生化汤作主，余则不过随症加减而已。若恶露已行或已净，减去桃仁，即再多服数剂不妨。如口渴，加麦冬、花粉；寒痛，加安桂心、砂仁；伤肉食，加山楂；伤饭食，加麦芽；伤水果，加面裹煨熟草果数分；伤桃梅，加吴茱萸三五分；伤菱肉，加龟板；伤梨及西瓜，加安桂心之类。余可随其所伤而推及也。愿世之追踪卢扁[1]者，通权达变，问切明确，勿执成方，勿执己见，详审精察，以冀立效，幸甚！

产门不闭

产毕产门不闭，乃气血虚也，服加味芎归汤方见临盆。总以大补气血为主，以其全属虚症故也。

子宫不收

临产坐草太早，劳力努咽，致阴下脱。若脱肛状及阴挺出，逼迫肿痛，或举重，或房劳，不时复发，清水流注，小便淋漓，宜用人参干姜汤，或补中益气汤，加酒炒白芍，外加北五味为末，泡汤洗，又用末药敷之。

---

① 卢扁：古代名医扁鹊，因家于卢国，故又名"卢扁"。

人参干姜汤　治子宫下脱。

人参另煎冲　白芍酒炒　怀山药各一钱　归身二钱，酒炒　炮姜五分　炙甘五分

水煎服。

补中益气汤

人参另煎冲，一钱　炙甘一钱　陈皮五分　归身酒炒，五分　炙芪一钱五分　升麻三分　柴胡三分　焦於术一钱

加姜、枣煎。表虚多汗者，升麻、柴胡用蜜水焙。

敷药方

血竭五分　人参三分　药珠一分　冰片二厘

其研极细末渗之。

又一方，以猪大肠斤许煎汤，下五倍子末五钱，用细软绸片温洗，频频托上。

又一方，用蛇床子一升，炒热，帛包，熨患处。

又一方，用倭硫黄若用土硫黄须用皂角豆腐制、乌贼鱼骨、北五味各五钱，为末渗之。

胞衣不下

用无名异为末三钱，即漆匠所用煎油干子，以鸭蛋白调匀碗贮，再用老米醋一茶碗，热滚，和药同服。服后，胎衣即缩，如秤锤样下来。如或不下，不必惊惶，再服前煎三钱，万无一误。

不　语

产后不语，因产母体质素弱，临产劳伤，以致血气搅乱，上壅心窍而不能通津于舌，故舌本强而不言语也，宜用芎归汤方见临盆，加石菖蒲、远志之类，七珍散亦可。

七珍散

人参一两　石菖蒲一两　生地一两　川芎一两　细辛一钱　防风五钱　辰砂另研，五钱

共为末，每服一钱，薄荷汤调下。

又一方，人参、石菖蒲、石莲肉各等分，共为末，每以五钱，水煎温服。

狂言谵语

产后语言颠倒，如见鬼神者，其源不一，有因心虚中风，精神恍惚，言语错乱，宜用芎归合华佗愈风汤方见前中风；有因败血迷乱心经，癫狂闷晕，同血晕治法；有因感冒风寒，恶露不行，憎寒发热如疟，昼日明白，暮即谵语，如见鬼神，宜芎归汤方见前，加驱风寒药一二味如荆芥、藁本、炮姜之类；有因产伤气血，心气大虚，以致心神惊悸不宁，时见鬼神，言语颠倒，宜服芎归汤吞补心丸，得卧即安。

补心丸

炙芪用蜜炙，二钱　炒枣仁二钱　远志去木，甘草汤泡二钱，焙　茯苓二钱　生地五钱　人参一钱　石菖蒲一寸九节者七分

共为细末，大枣和丸，朱砂漂净为衣。

浮　肿

产后败血停积，营卫阻滞，运行失度，以致四肢、面目浮肿，宜芎归汤方见前，加血余灰、荆芥、牛膝、瞿麦之类，血行则肿自消。若作水气治，产后既虚，又以药虚之，且谓重虚，断乎不可，设令鲁莽服之，病必增剧。果系水气，必致发嗽，小便数。若小便如常，又不发嗽，但觉手足寒，乃气血塞而不通所致，故须行血，不可攻水。如因气血虚而肿者，又当调补，

不可以败血医治致更伤脾气。

霍　乱

产后劳伤气血，脾胃虚弱，或多食煎炒厚味，不能运化，又或风寒外侵，阴阳隔绝，轻则上吐下泻，重则遍体转筋腹痛，手足厥冷，命在顷刻，急用芎归汤_{方见前}，加人参、白术、炙甘、干姜之类，以温其中。

血虚发热

不论正产与小产，数日后忽然浑身大热，面红眼赤，口大渴，欲饮凉水，昼夜不息，此血虚之症，宜当归补血汤以补其血。若认作伤寒而误以阳明症及传入三阴热病，投以寒凉清火之剂，必立毙矣。愿世之良医熟察而切按之。

当归补血汤　此方大补阴血，治血虚发热如神，凡小产或正产后身热、面赤、眼红、口渴者，急以此方服之。

黄芪_{蜜炙，一两}　当归_{酒炒，五钱}

水煎服。

乳　少

乳少者，血虚胃弱之故。因产时去血过多，或产前有病，或贫苦之家，或仆婢下人，产后失于调养，血脉枯槁，又或年逾四十，血气渐衰，乳汁均能稀少，只须服通脉汤多剂，其乳必出。若用穿山甲、漏芦、王不留行等药，勉强催逼，似乎有乳，岂知此乃霸道，一时逼出，乳汁毕竟清薄无力，哺之不特令儿不寿，且产母损伤气血，产后必致多病，不久即干，反致母子两害。惟壮健妇人，痰气壅盛，乳滞不来者，方可用此疏利霸道之药。吾愿施治者切须辨别产母虚实，不可鲁莽也。

通脉汤 治产母乳少或无乳。

生黄芪一两　当归五钱　白芷一钱　通草二钱

用七孔猪蹄一对，熬汤，吹去浮油，煎药一大碗，服之，以被覆盖头面而睡，即有乳，或未见效，再服一剂，断无不验者。若新产之妇无乳，不必用猪蹄，只用水、酒各半，将前药服，立效。体壮者加头花红三五分，以消恶露。

治乳少简易方 凡妇人乳汁不通，用赤小豆一斗，煮粥食之，乳脉便通利。

乳汁乃气血所化，气血盛者，乳汁必多，多而不出，必系痰壅所致，故可用疏利之药以通之。

产后不可多食盐，若多食咸味，不独少乳，且必发嗽，各宜知之。

乳　痈

产后乳痈，肿胀痛，其因大约有二：一必少壮之妇，气血强盛，乳汁多而儿尚小，吃之有余，以致宿乳留蓄，新乳又生，陈陈相因，壅塞乳窍，凝滞不通，所以肿痛成痈，其病最易成而易溃，势必至于传房，不仅一痈即已。一必任儿含乳睡着，儿不吮乳，反吹气入乳内，亦闭乳窍，遂致胀痛，此名乳吹，其病稍缓。二症只须疏通乳窍，儿吮、手揉使乳汁流畅，便可消散。非若病由七情郁结致生乳岩，不赤不痛，积之岁月始成者之难治也。但不急医消散，任其溃烂，后必乳少汁清，致儿缺乳多病，受累无穷。养子之母，须预知之，而慎防之。

神效瓜蒌散 治乳痈。

瓜蒌一个，烂研　生粉草五钱　当归酒洗，五钱　乳香一钱　没药一钱用酒煎服，良久再服。

神效五物汤 治乳多肿痛成痈。

生地五钱　炒白芍三钱　川芎二钱　当归三钱

加麦芽五钱，去渣服。

简易方 治乳痈初发。

川贝母去心为末，每服二钱，热酒冲服，即以两手覆按桌上，揉捏，乳通。

又方，治乳痈吹乳。

蒲公英一握，捣烂，入酒半钟，绞酒汁温服，渣贴患处，甚者三五服愈。

又方，能托散诸毒，妇人乳痈尤效。

远志，捶去心，三钱，用米泔浸洗为末，以好滴水不搀陈绍酒一钟调，停一刻，俟澄清饮之，将渣敷患处，不愈再服。

又方，治乳痈。

鹿角尖烧灰，存性研末，好陈绍酒调，服二钱，外用葱白捣烂，和蜜温敷患处。

产后各症备方

紫苏饮 治产后血入于肺，面黑发喘欲死。

人参一钱　苏木二钱

水煎服。

增减四物汤 治产后下血过多及血脱等症。

当归三钱　川芎一钱　白芍酒炒，一钱　人参一钱，另煎冲　炮姜五分　炙甘五分

水煎，冲入童便一小杯，温服。

补脬饮 治妇人临产损破脬胞，小便不禁。

黄丝绢天生黄者三尺，用炭灰淋汁煮烂，以清水漂极净　黄蜡五钱

白蜜一两　马庇勃三钱　茅根三钱

水两钟，煎至一盏，空心服。服时须敛气，不可出声，如一出声，即无效后有鲤鱼鳞丹方，须留心查核参治。

黄芪汤　治因产阴虚，又遇风邪，虚汗不止。

蜜炙芪二钱　熟地二钱　白术土炒，一钱五分　防风七分　茯苓一钱五分　麦冬去心，二钱　牡蛎粉一钱　红枣二枚

水煎温服。

鲤鱼鳞丹方　治妇人临产损伤尿胞，茶水入口即尿。

大鲤鱼一尾，只取鱼鳞，以油煮鳞至酥脆，加入盐、醋、姜料，拌鳞蒸食，即愈前有补脬饮，治产后损胞、小便不禁，须留心查核参治。

产后忌病治法

一妇产子之后，有舌不能收者，用朱砂极细末敷其舌，仍命作产子状，令两人掖之，乃于壁外旋累破盆，堕地作碎声，妇闻其声，舌即收矣。

一妇新产之后，有两乳忽长，细如肠，垂过小腹，痛不可忍者，名曰乳悬。急将川芎、当归各一斤，以半斤剉散，入瓦器内，用水煎浓，不拘多少，频服，复以半斤切块，于房内烧烟，将窗户关闭，使烟不得出，仍令妇将鼻吸烟入腹，如一服未愈，再制一料。更以蓖麻子肉一粒，研碎，涂其顶心，俟愈，急将蓖麻洗去，不可迟缓。

一妇有因产时用力，产户垂出肉线，长三四尺，触之痛引心腹，欲绝者，此乃过于用力之故。幸遇一道人，令买老姜三斤，连皮捣烂，入麻油二斤，同姜拌匀炒干，先以熟绢五尺，折作长方式，令知事妇女轻轻盛起肉线，使之屈伸盘曲，作为三堆，纳入产户，再以绢袋盛姜，就近薰之，冷即更换热者，

如此薰一日一夜，收入大半，二日可以收尽。但肉线切不可损断，若一损断，则不可治矣。若收入之后，仍用增减补中益气、芎归等汤调治。

一妇产后忽生虫一对，长寸余，置地能行，埋入土中，过数日发而视之，暴大如拳，名曰子母虫。以后月生一对。医用苦参，米泔浸一宿，蒸熟晒干，加入雷丸、鹤虱、榧子肉、百部等药，为丸给服，又生一对，从此绝根。

一妇产后肠痒难忍，医谓不必服药，惟用法治之。密向其丈夫云：或以本妇平日所用针线袋，若无针线袋可向营兵或武童处密借箭鞬①及簇，置产妇所卧褥下，断勿令产妇及他人见而知之，其痒自止。若被知见，即不灵矣。

一妇产后，日食稀饭二十余碗，每日如此，至一月后其身冷处有数块，旁人将指揿其冷处，觉其冷即从指下上应于心，如是者二年，诸药医治不效。后遇一医，用八物汤去地黄加橘红，入姜汁、竹沥一钟，给服不及十剂，而冷处皆暖。

经国谨按：蒙溪觉河图老人以《产后十八论》济世，其原序云：伊媳素弱多病，乾隆丁酉岁受孕，临产甚危，举家惶惑，延医十数，聚论纷然，服药无济。适有友人持《产后十八论》奇验方付阅，谓得之名医，按症施治，效验甚速，刻以济世。老人乃细查媳所患症，有与论相符者，依方治之，药下效果捷若桴鼓，母子俱获安全，其后施之一家皆验，即施之族属戚友亦验，既复传播邻里以及乡党远方，无乎不验，乃亦刻印广布公之于世。噫！如老人者诚可谓善信人矣，昔金陵王德昌以母死于产，倾家所有，合制益母丸以济人，全活无算，后其家世

---

① 鞬（gǎn 敢）：箭杆。

世临盆安泰，子孙显贵。每忆吕祖放生歌词有曰：人若死时你救他，你若死时天救你。旨哉言乎！兹不佞悯世之不明乎胎产，而往往受厄于此者，所在多有，特于选集诸方之外，采录入之，以冀患斯症者百投百效云。

产后十八论神验奇方

头红花二两　　上上安桂心一两五钱，三十以外妇人再加五钱，浔州桂断勿可用　　熟地一两　　酒炒当归一两　　雄黑豆一两　　赤芍一两　　莪术一两，面裹煨　　炒蒲黄一两　　干姜一两，三十以外妇人再加五钱

上药九味，如法炮制，共为细末，盛入磁瓶，紧紧封口，勿令出气，临用时每服三钱。

凡患产后诸症者，细查《十八论》中，必其所患与所论相符，然后照依所论引子，用河水二钟，煎七分，将前药三钱冲入搅匀，空心温服，即效。其服数不拘多少，总以病愈为度。大约极重者不过三五服，轻者二三服而已。

第一论：孕妇有患热病六七日，小腹疼痛欲死，指甲青色而口中出沫者，皆因脏腑热极，以致子死腹中，不能顺下耳，若服此末药即产。用滑石、榆皮各一钱，水二钟，煎汤七分，加陈酒三分，和末药三钱。如不热，连钟入滚烫水内炖热服。

第二论：凡难产者，因子在母腹饮血十个月，或有余血凝结为块，名曰儿枕。生时儿枕先破，败血流入胞衣内，所以难产。急服此末药，逼去败血，自然易生。用炒黄燕子粪、滑石、榆皮各一钱，煎汤，照前入酒三分和末药服。

第三论：胎衣不下，败血流入胞衣内所致，照第二论药引服。

第四论：产后三五日，起坐不得，眼见黑花，及昏迷不识人者，因败血流入五脏，奔注于肝。庸医不知，误认为暗风，

治之必死，惟此末药能救。用陈酒一钟，将生铁烧红浸入，俟铁冷取出，再烧红浸之，如是三次，用榆根皮炭、元胡索各一钱，同此酒煎汤七分，入童便三分，和末药服。

第五论：产后口干心闷，多烦渴者，乃血气未定时便吃腥酸煎炙热物，以致余血结聚于心，故有此症。用当归一钱煎汤，亦入童便三分，和末药服。

第六论：产后寒热往来，头疼、腰背痛者，皆因产时偶受风寒，邪气入于肠内，败血不尽，上连心肺，下至肝肾，故有此症，照第五论引服。

第七论：产后发热，或遍身寒冷，皆由败血攻注于四肢，停滞日久，不能还元，仍结浓血，甚至四肢俱肿。若作水肿治，必致误伤生命。盖水肿必喘，小便涩滞，气肿则四肢寒热，切须详细辨明。先服此药，逐去败血，次服通宝散，立效。用安桂心、头红花各一钱，红花煎汤，桂心另炖服，入陈酒三分，和末药服。

第八论：产后言语颠狂，眼见鬼神，乃败血攻心所致，急服此散。用当归一钱，酒半钟，煎汤，入童便三分，和末药服。

第九论：产后失音不语，因七孔、三毛、九窍多被败血冲闭所致，是以不能言语。用元胡索、棕皮各一钱，煎汤，入陈酒三分，和药末服之。

第十论：产后腹痛兼泻痢，或腹胀虚满者，皆因月内误吃生冷热物，余血结聚于中，日久渐甚，腹胀疼痛，米谷不消，或浓血不止，水气入肠冷痛，或败血入小肠变赤白带。须先服此药，逐去败血，然后调治泻痢。用葛根一钱，煎汤，入童便、陈酒各一分，和末药服。

第十一论：产后百节疼痛，乃败血入于关节之中，聚结虚胀，不能还元故耳。用酒半钟，牛膝一钱煎汤，入童便三分，和末药服。

第十二论：产后有血崩如鸡肝，昏闷发热者，因败血未定，误吃腥酸之物所致。用樟柳根、杏胶各一钱煎汤，入陈酒三分，和末药服。

第十三论：产后昏迷惊恐，气逆咳嗽，四肢寒热，口干心闷，或背膊酸肿，腹内时痛，皆因血未还元，早吃热物、面食，致有此症，日久甚至月经不通，黄赤带下，而小便或滑或胀。急服此散，用引同第十二论。

第十四论：胸膈气满，呕逆者，败血未净，心有恶物，肺气不清。所以如此，不可作伤食法，宜服此药，用引同第十二三论。

第十五论：产后小便赤色，大便涩滞，或产门肿胀，乃败血流入小肠，闭却水道所致。切勿认作淋涩，当服此散，用引同第十三四论。

第十六论：产后舌干鼻衄，颈项生点者，败血流入五脏也。用当归一钱，酒半钟煎汤，入童便三分，和药末服。

第十七论：产后腰痛眼涩，或浑身拘挛，牙关紧闭，或两脚如弓状、如中风者，因百日之内过行房事耳。用黑虾蟆、麻子各一钱，煎汤，入陈酒三分，和药末服。

第十八论：产后脏腑不安，言语不得，咽喉作蝉声者，乃月内误吃热物或隔宿食，而败血攻注，喘息间，上下往来，与牙关相紧，故有此症。用乳香一钱，煎汤，入陈酒三分，和药末服。

神效保产方

紫川厚朴七分，姜汁拌炒　当归一钱五分，酒洗　川贝母一钱，去心，净，为末，将药煎好冲入　川芎一钱五分　羌活五分　枳壳六分，麸炒　荆芥穗八分　蕲艾七分，醋炒　生芪八分　生甘五分　菟丝饼一钱，拣净酒泡　白芍一钱二分，酒炒，冬月只用一钱　生姜三片

　　水一大钟，煎八分。若预服者，空心服。如临产及胎动不安并势欲小产者，俱宜临时热服。若产妇虚极，加人参五分。

　　按：此方系山阴胡公所传，其家亦有数十代并无产厄之患。有胎即能安胎；临产即能催生；怀孕者不拘月数，偶伤胎气，腰酸腹痛，一服即安；见红欲小产者，一服即安，再服全愈；十月满足，临盆十分艰危者，一服即下；甚而横生逆生六七日不下及婴儿死于腹中，命在须臾者，亦一服即下；如有怀孕者，于七个月服起，七月服一剂，八月服二剂，九月服三剂，十月亦服三剂，临产服一剂，其效甚速。

千金不易牡丹方　治产后十三症。

　　当归三钱，酒洗　川芎一钱五分　生地一钱五分　泽兰叶一钱五分　香附醋炒，一钱五分　益母草一钱五分　元胡索一钱五分

　　如产母感冒受风，加防风、天麻各一钱；血晕加五灵脂醋炒一钱，荆芥穗炒黑一钱；产后三四朝以后发热，加炮姜炒黑一钱，人参一钱，黄芪一钱；心膈迷闷，加陈皮、枳壳炒各一钱，砂仁去壳净研一钱冲入药；血崩，加地榆、黑山栀、丹皮各一钱；咳嗽，加杏仁去皮、尖一钱，桑皮、桔梗各一钱；死血不行，腹硬，加头红花、枳实、桃仁去皮、尖各一钱；饮食不进，加山楂去核、麦芽各一钱；脾胃作胀，加白术、茯苓、苍术、姜制厚朴、陈皮、枳壳炒、砂仁去壳净研，冲入药各一钱；心神恍惚，加茯神、远志去木各一钱；胎衣不下，加朴硝三钱，俱煎饮服。

产后诸症附论

经国按：《金匮要略》曰：新产妇人有三病。一曰病痉。病痉者，发热发寒，或口眼歪邪，或角弓反张等症，此皆血气大亏而然。宜参、芪、归、术、炙甘草、陈皮、桂心、炒黑干姜、熟地，大剂量温补。左手脉不足，补血药重用；右手脉不足，补气药重用。切勿用小续命发表之剂作中风治。二曰病郁冒。郁冒者，或浴身沐发，离褥太早，致感冒风寒湿气而然。宜参、术、归、芎为君，如荆芥、紫苏、防风、羌活等药选用，切勿大发表致损元气。三曰大便难。大便难者，因气血虚，亡津液，故肠胃燥涩也。虽至七日不解无妨，不必慌张，治宜八物去芍药，倍归尾、地黄，使之渐润流通，切忌疏利之药，惟气血未大虚者方可少服麻仁丸。发寒发热，腹痛者，当去恶血。有恶血，腹必满；若腹不满者，非恶血也。治血刺痛，用当归以和血；若因积血而刺痛者，宜桃仁、红花、当归头之类；恶露不尽，小腹作痛，名儿枕痛，用附、桂、五灵脂、红花、炒蒲黄、当归、白芍、干姜、延胡有验，或用醋炒桃仁、白芍、甘草、粟壳、香附者，以其酸能收敛耳；但新产十日内，禁用白芍，恐以酸寒之味克伐发生之气故也；至于产后补虚，用参、芪、归、术、陈皮、炙甘、川芎；如发热，加茯苓淡渗之，其热自除，重则干姜。夫大热而反用干姜，何也？盖此热非有余之邪热，乃阴虚生内热耳，干姜能入肺分，利肺气，又能入肝分，引诸药生血。然必与补阴药同用者，此造化之妙，非知者不足以语此也。产后症候多端，或乍寒乍热，似疟非疟，或大热，头痛、体痛如伤寒状，或卒中口噤，如痉如痫，或左瘫右痪，角弓反张，或妄言见鬼，心神恍惚，或耳、目、口、鼻忽觉黑气如烟薰之状，或腹中作痛，绵绵不已。以上诸症，若非恶露未尽，即是劳伤气血、大虚之症。丹溪曰：凡产前当清热养血为主，产后宜大补气血为要，虽有杂症，以本治之。此确论也。但思妇人亦有体原壮盛，虽产后血犹未虚，医者仍当按脉施治，断勿固执鲁莽，便用温服重剂。务望善治者详察虚实，合宜而行，斯得之矣。

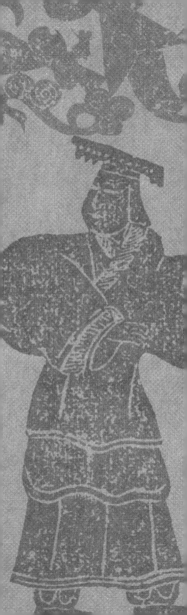

保赤集卷四

护 婴

总 论

婴孩初出母胎，犹之草木萌芽，最为柔脆，此时调护极须得宜，庶免疾病及不测之虞。儿之易长易成，其权全操之父母，岂可偶尔疏忽？窃惟婴孩夭寿之故有二，一则由于先天禀赋，一则由于后天抚养。盖禀赋为胎元之本，精血受于父母者是也。抚养为栽培之本，饮食起居，寒热饥饱，调护得宜者是也。禀赋之说，已于《种子》卷内详细言之。至于抚养一端，常见少年举子①者，童心未免，阅历未深，往往贪佚②多欲，失于顾后。若富贵而艰嗣者，则又矜张姑息，多致过情。太过、不及，同一致病。特是幼儿致病之由，多在未出胎之先，亦间有患成已出胎之后者。然未出胎之病因，内伤而已；出胎之病，多外感。外感易治而内伤难医也。故谆劝世之为父母者，慎重下种保胎。兹就事论事，特以养孩要法列之于后，以为保婴良式。

婴儿未产以前，宜先将有福寿七八十岁老人着体所著之旧衫裤改作毛衫，落地时给穿，令儿像其福寿。虽富贵家，切勿新制绸绫罗绢，免致折福。

婴儿出世，三朝满月，洗浴剃头，受贺宴客，切勿杀生，

---

① 举子：生育子女。
② 佚：同"逸"。安闲，安乐。

须将为儿惜福之意，告之戚友，彼必原谅，不致嗤为吝费也。

婴儿满月以内，如能用猪乳哺，可解惊痫，且免撮口脐风之患。

初生去毒

分娩之时，初离母胎，口有液毒，如血块状，啼声一出，随即咽下而伏毒于命门，恐他日发为惊热、疮疹、恶痘等症。能于未啼时，请明白老成谙练妇人，急用丝绵裹指，挖去口中浊秽，不特能清脏腑，且将来最为聪俊。然仓猝之际，恐不暇及，若待至儿啼始拭，则秽浊已咽，多不见物，惟当用古落地解毒之法矣，其法列下。

落地解毒开口法

新产小儿，饮食未开，胃气未动，是混一清虚之府。以甘草切细少许，将洁净细绢包裹，用滚汤泡浸盏内，不宜太甜，又用软帛绵裹指蘸汁，遍拭口内，去其秽浊，随用胡桃肉去皮，研极烂，以稀绢或薄纱包如小枣，纳入儿口，任其吮汁。非独和中，且能养脏，最妙法也。

若母气素寒，生出小儿清弱，及产时收生迟缓，致受风寒者，儿必面色㿠白，唇色淡红。不必用甘草汤拭，只以淡姜汤拭之，最能去胃寒，通神明，并可免吐泻之患。此法最妙，人所未知也，拭后仍用胡桃肉法如前。

一法，将甘草汤、飞朱砂末三分，用蜜拌匀，旋抹儿口内，使其咽下，或有并入牛黄半分于内，调和与儿吮者，谓能镇心安神，兼解一切胎毒。然此法必须母气多热、小儿肥盛者，方可用得。若母素无热，体虚食少，以及小儿体质清弱者，断不宜用。

世间多有用黄连拭小儿口者，岂知黄连大苦大寒，能损胃气，小儿初脱母胎，全赖后天脾胃强健，何可即以苦劣之味相犯，他日变呕变泻，不乳腹痛，长病惊劳，皆由此起。是黄连拭口之法，断不可用，万勿随俗，致贻后患。况陈文中有曰：小儿初生，即服朱砂、轻粉、白蜜、黄连，本欲下胎毒，不知此皆损伤脾胃、败坏心神之药。黄连损胃，轻粉损心，朱砂损神。儿实者服之软弱，弱者服之易伤，反致变生诸患，不可不察。诚至言也！余每见因出痘而多服黄连者致乏生育，因惊而多服朱砂者致成痴迷，已成童稚尚复如此，况甫出胎之婴孩乎？请详味之。

凡下胎毒，只宜用淡豆豉浓煎汁，给胎三五口，其毒自下，又能助养脾气，消化乳食。

或谓本儿落下脐带，瓦上焙燥为末，脐带若有五分重，入辰砂、甘草、黄连各末二分五厘，和匀蜜拌。或生地、当归煎浓汤，调如糊，做四五次，涂乳母乳头上，俟儿吞之，必使一日一夜吞尽，次日大便落下秽污浊垢之物，皆恶毒也。日后不但稀痘，且可免变黑归肾之患。竟有不出者，亦无囟门不合之疾，须俟脐带落下，即便制服，在六七日间为妙。其辰砂必须研极细末，以甘草汤飞过用。此方真保生最上一乘之良法，一以解毒，一以补肾。盖脐带乃生初之河车，系于母之命门，两肾之所主，以肾补肾故耳云云。经国以为不然，按之古方，虽有此说，但据理论之断乎不可依从。盖脐带为本身之物，当在母腹时与母呼吸相通，全赖此带，是此带亦即母之气血结而成者也。小儿一经出胎，即食母之血肉，及至长大，何所不为？况脐带与胎衣何异？胎衣尚宜谨慎埋藏，恐被他人窃去制药，以伤小儿，乃忍将母之血肉炙焙为末，拌药给儿吞服乎？毋论小儿不服脐带不致受病，即使儿出胎时非此脐带不能医治活命，亦宜另想方法，不应似此狠心服食母肉。若谓小儿借此以肾补肾，岂天下未食脐带之儿一概尽伤于肾乎？既知肾须首补，则儿在母腹时应先为小儿培肾宜急，只须于父母受胎后宁静寡欲，不特肾元无伤，即五脏六腑俱能无病矣。今以吞服脐带为补肾，何不务本而务其末耶？尝读道书，有陶宏景因用紫河车医人，不能登仙，故后世善医皆不敢以此物列方。若以母之血肉而焙为儿吞，揆之情理，岂所宜然？至于辰砂、黄连之损伤脾胃，更显而易见，不待鄙人明辨矣。

生下不啼

儿初生下，气欲绝而不能啼者，或因临产劳伤胎气，或因天时寒冷所致，大约总不外此二端。急以绵裹，抱在怀中，未可遽断脐带，离胞寸许，用苎皮扎紧，捻大纸条蘸麻油点火，于脐带上远远熏之。盖脐带连儿腹，熏时有火气从脐入腹，更用热醋汤荡洗脐带，停一刻小儿气回出声能啼，方可洗浴断脐带。至断脐带，切勿用铁刀，能隔衣用齿咬断更好，或云用艾灸脐带上，咬断亦可。芦苇削作刀，割断亦可 详后断脐专条须参。

儿生下地，并不啼哭，奄奄如死者，急请谙练老成明白妇人，看清喉间悬痈，前上腭上一泡，即用指甲摘破，速以柔软绢帛拭去恶血，勿令咽下，仍用京墨涂之，即能通声吞乳。如不即时挑破，泡厚更为费事。

小儿初生，有啼哭不出者，须看舌下，若连舌有如石榴子，速以指甲摘断之，或用芦苇削作刀割之，微有血出即愈。若舌下血出多者，将乱发烧灰，同猪脂少许和涂。

若小儿齿根有黄筋两条，以芦苇削作刀割断，猪乳点为妙。如儿口难开，先点猪乳。

小儿初生不便者，急用葱白四寸四破之，以乳汁半盏，煎两沸灌下，即便矣。

婴儿生下不啼，有因粪门有一膜闭住儿气，故不能出声，名曰闭脐生。速用银簪脚轻轻挑破其膜，即能出声矣。

婴儿生下，喉间舌本处有一小物，似泡非泡，似核非核，吮乳甚难，咽之汩汩有声，因其难咽，似若哽住，儿即啼矣，是以每乳辄啼。昔余表女王九姑曾有是患，后遇老妇人云此名顶珠，用指伸入舌本处探捺，捺后果能咽乳，乳时亦少啼。起先二三日一捺，捺至一月以后，渐疏而患绝，每乳不啼矣。余遍查儿科，并无此症此名。恐有患此者，特书以告之。

断脐裹脐法

将断脐，必须先用熟汤浴过，不使水气入内，一手握定脐带，一手向脐捋①三四次，令胞血贯满脐穴，离胞寸许，用丝弦扎紧，以磁锋割断，勿使脐血外泄，则儿血旺易育。若勿用磁锋割，亦可隔着单衣咬断，又将暖气呵七口，更无内吊之疾。不用刀者，因铁器性寒，恐伤生气也。

新增发明：脐风、撮口等恶病皆由浴儿不得法所致此条当与原刻浴儿法合看参用。

脐之生风，方书从无确论，惟朱纯嘏先生《脐风论②》，发明生风致病之源，详尽无遗，示人勿犯。其论云：凡婴儿初生，以洁净热温水将小儿自头至足及腋胯、孔窍诸凹处拭

---

① 捋（luō）：用手握着条状物，顺着移动、抚摩。
② 脐风论：出自清代朱纯嘏的《痘疹定论》。

透，除净垢污，不妨频添热水拭净，裹以旧衣，然后将脐带令人牵着，以一手守定脐根，一手推送带中液水，约送九寸外，令人掬定，用软稀布轻手收干水迹，再用细草纸卷筒燃薰往来九寸内，以收水液，并可使暖气透入脐内，徐薰推送，掬亦如之。如此三五次，薰推得法，则脐带绵软，水液必净，去脐半寸扎定，复于七寸外亦扎定，方可用磁锋割断，并用旧薄絮剪碗口大，中间通一小孔，以脐带透过，盘于絮上，又用枯矾末掺于带上，再加薄絮盖之，软油纸护之，绸帕束缚之，透洗如此，裹护如此，庶不致尿湿外侵，方能无害。凡断脐不盈尺，或束缚不紧，则风湿入脐，或断脐用铁器致冷气内侵，常有脐风、撮口之患，故不必更洗三朝也。如必洗三朝，务须时值暑天，或可权宜而行。若在寒冬，必致风湿两受，寒温交攻，肚即因之而痛，痛即因之而啼，痛急啼急，痛缓啼缓，甚至口眼歪斜，手足抽掣，随成脐风。可知此等病症皆因感受寒湿所致也。医者到此，谁能辨别，大约即以祛风化痰猛剂攻之，无怪十不救一。今立此洗儿去垢、断脐裹护之法，乃调护于未病之先，脐风自然无由而作矣。奉劝世人，预防小儿脐风为第一要紧之事，故不惮烦言以相告焉。况初洗既透，日后长大，肌肤自然滋润。其或有一种小儿长大起来，发粗白皮，时脱时长，皲裂出血者，虽因受胎之后，父不能远房室，母不能谨口腹所致，亦有由初洗不净故尔。儿离母胎十二足日，谓小满月。若能调护得法，过此十二日则不发脐风矣。至于有初生婴儿三朝内腹痛啼哭因内热者，必眼目微红，泪凝黏眵，不似脐受寒湿之两眼角及鼻准有黄色可辨者。若果真是内热，治宜清热顺气汤，服后大便出一二次，内有黄黑粪相间，则热去全愈矣，方列后。

清热顺气汤 婴儿仰身啼哭，手热面赤，口内出气亦热，眼目微红，眼眵黏闭，小便少而不大便，见灯火啼哭更甚者，此因内热心烦、腹痛而然，急用此汤治之。

钩藤钩七分　山楂肉七分　橘红五分　柴胡五分　酒炒黄芩三分　麸炒枳壳三分　木通去皮，三分　薄荷三分　熟大黄三分　酒炒栀仁二分　酒炒黄连一分　生甘生，去皮，一分

加灯心五尺，金银各一件，水一钟，煎三分，作五六次徐徐给与温服，得大便行一二次，有黑粪一半，黄粪一半，即全愈矣。若医者不察外症，徒自臆度，概以驱风化痰猛烈之剂给服，百无一生者。

新增看脐带脱落法

婴儿脐带脱落，虽有十日内外之不同，然不必拘，但包扎之处，始则三日一看，继则逐日解看，勿令儿尿浸湿致成脐风。但虽无儿尿浸湿，又须侧看，有眼法。揭絮时手要轻，其脱落处总无一时齐下，必有微角粘连。已脱者，势必干硬碍肉则痛，痛则必啼，主人若不知此，误以儿啼为脐风，医家亦不察，遂以风痰治之。萌芽婴儿，岂能当斯误哉？故当解看时，手应轻揭，细看其已脱、未脱之间，用新棉花丸作枣子大填于脐上带下，使干硬之处不碍肉，儿自不痛不啼矣。脱后务用新棉花拭净脐液，先以枯矾极细末少许纳脐底，再用旧褐①子衣烧灰存性，填满脐内，外剪钱大贴风膏封之，仍将旧绵油纸覆盖护住，绸帕束缚。似此用心调护，守过十二日，万无一失矣。

脐湿不干

凡儿脐内肿湿，汁出不干，急宜治之，若迟至百日，即危。

---

① 褐：粗布或粗布衣服。

须用枯矾、龙骨煅、黄丹各一分，麝香少许为末，趁早敷之，又必须避风。如溃烂出血或水出不止，赤石脂、红绵灰、血余灰、破草屋上烂茅灰皆可为末，频掺，良。若以油胭脂作膏贴之，亦愈。

脐突光肿

小儿月内旬日脐突光肿如吹，捻动微响，赤肿虚大可畏。此因断脐在前，洗浴在后，或束缚不紧，湿入脐内所致。急用大黄、煅牡蛎粉五钱，朴硝一钱，为末，多用田螺浸水，调一二钱，敷脐上，其水从小便而下，光肿即消矣。

浴儿法

三日洗儿，俗礼也。今南方俱用益母草，或白露日收香苦草煎汤，于落地时即洗。鄙意倘或儿生脆弱，不若迟以十日半月，择晴明和暖之日，于无风时房内浴之，不必拘定三朝为妥。盖婴儿得病多在出胎与洗浴之候，因俗礼拘于是日，故每致不能避忌，良为耿然。至于浴汤，须用桑、槐、榆、桃、柳五树嫩枝，三寸长者，各二三十段，煎汤，入猪胆汁二个，候冷热恰好浴之，不可太热，不可太凉，又切勿搀入生水。照依此洗，既免疮疥、丹毒之患，复可辟除邪祟，极为妥当。昨遇北方人云：生儿多不洗浴，但一旧绵拭净污秽，故自幼至长体皆结实。其言似或一道，但南方习俗相沿，岂能更改？惟当天寒严冽时生儿，或不拘定三朝洗浴，选择晴霁无风日期，少所受患，其亦庶乎其可矣。若洗时，稍有风，四围遮护谨避为要。

藏胎衣

胎衣以清水浴过，又以清酒浴之，入钱一文于衣内，盛以新瓶，青布裹口，待满月后择天德月空之辰，于僻静无人行走向阳高燥之处，掘地三四尺深埋之，须坚筑勿令有损。俾见康健不可忽略，至埋时务在深夜或起早，断勿令人窥见，恐被窃掘，卖与药肆为紫河车，以制丸药，致害婴儿不育。吾绍兴与江西人近来此辈最多，常有闻见世风不古，恐他处亦然。为父母者切须提防，毋以余言作耳边风也。

吃开口乳

凡初胎生儿，产母自己无乳，必须向邻族之妇乞乳哺儿。但开口乳最要讲究，务当选择邻族中性情和平、心术仁慈之妇讨取，断勿随意将就。盖此口乳即后天之第一件要事，关系匪细。若食良善人乳，他日儿性必善；倘食凶恶人乳，将来儿性亦恶矣。即雇乳母亦然，若不选择性行、面貌，草率苟且，雇为乳母，害儿不小。余眼见小儿肖乳母之性情、心术、面貌者数人，历历志之而不敢忘。是以谆切相告，愿雇乳母哺儿之父母宁可多给数千佣值，选择忠厚老实之妇，万勿贪图便宜，任人乱荐，鲁莽收留。即以于忠肃公①乳妪一人而言，余可类推矣。

初生调护

小儿初生，两乳必有饼子，务须时常揉撮，捏去乳汁，以散为度，否则肿硬成毒，医即费事。不若于初生洗浴时，即将小儿两乳头各捏一把，便无此患。

小儿肠胃细嫩如葱，乳哺不宜过饱。陈氏所谓：耐三分寒，吃七分饱，频揉肚，少洗澡，务要背暖肚暖，头凉心胸凉。皆

---

① 于忠肃公：于谦（1398—1457），字廷益，明代忠臣。天顺元年被冤杀，谥忠肃。

至论也！又须令乳母预慎七事，凡厚味炙煿一概少食，自然乳汁宁静，儿少致疾矣。

小儿乳哺务要得法。乳者奶也，哺者食也。乳后不可即与食，哺后不可即与乳。缘乳食相连，难以克化，大者成癖成疳，小者泻痢腹疼。大约小儿之病，半因受风，半因积食，为母者多宜知之。

凡乳儿先须捛去宿乳少许，然后与儿吮之。乳亦不可过饱，饱则溢而成呕吐。若乳来多极，取出按后再乳。如夏月不去热乳，冬月不去寒乳，必致令儿泻痢，不可不慎。欲乳儿时先捛去宿乳者，殆为此耳。

婴儿初生，肌肤未实，腠理未密，宜用旧絮护背，不可令其太暖，致躁而出汗，反成表虚，易受外邪。

儿生双满月后，若遇晴和微风天气，务令乳母抱儿，数见天日，自能血气刚强，肌肉致密，可耐风露。倘长此厚衣暖被，藏于重帏密室，必致筋骨软脆，不任风寒，多易致病。所以往往贫儿坚劲无疾，富儿柔脆多灾。譬诸草生，方生以物覆盖紧密，不令见风日雨露，则萎黄柔弱矣。余转忆嘉庆甲戌腊初，自闽旋浙，道出兰溪，正值严寒之际，晚泊河滩，见有渔舟两小婴冻至皮肉统红，一儿约仅周岁，手足冻僵，余怜而给一瓦火炉与烘。其父母曰：师爷不可给烘，烘则惯矣，非此不可也。吾等以此为常，无足怪者。呜呼！此亦习惯自然耳。

小儿衣服当随天气之寒热加减，亦须不时留心，但令腹背常暖为要。三冬即或严寒不与烘火，惟以重绵壅暖，可免火毒、发热、疮疡、丹毒、惊疳之症。吾浙冬天每以草囤，内放入火炉，置小儿坐之，偶遇有患火毒、发热各症，未必不由此也，特书之以告。

小儿衣服固不可过寒，亦不可过热，必须时时体贴，又切忌当风解脱衣服。

小儿第一要背暖。盖背各脏俞穴所系，背若一冷，肺脏受病；其次要肚暖，肚者，脾胃所系也，肚冷则脾胃受病；其次足要暖，足系阳明胃脉所络，故曰寒从下起，足冷则胃受病。惟头与心胸宜凉，头者，六阳所会，诸阳所辖也，况脑为髓海，凉则坚凝，热则流泄，故头宜凉。心属离火，若外有客热，则内动心火，表里俱热，轻则口舌干燥，腮红面赤，重则啼叫惊掣，多躁烦渴，故心胸宜凉。试思大人若心胸一热，必遍体发躁矣，由是推之可也。

小儿一到春天晴和之时，勿与护顶裹足，盖恐阳气不舒，以致发热动躁，缘小儿纯阳故也。

儿生六十日后，瞳子方成而能笑、认人，切忌生人持抱及见非常之物。

小儿衣裳被衲日晒日收，断勿露天过夜。书云：天上有飞星恶鸟，恐致干犯，小儿染着戾气，生无辜疾，啼叫不绝，即须换下所着衣服，以醋炭烘之，太阳照之。此亦书中所见，并阅历过也。

月内小儿不可闻啼即抱，一啼即乳，须常令啼叫，则胎中所受热毒从此而散，胎内惊气从此而解，期月之间自无重舌、木舌、口噤、胎风、胎热之患。

小儿半岁以外周岁以内只与吃乳，或六个月以后略与稀粥，切不可吃荤，并须忌生冷之物。待至周岁以外二岁以内，肠胃稍厚，略与荤吃。诀云：吃热莫吃冷，吃软莫吃硬，吃少莫吃多，自然儿无病。故凡黏腻、干硬、酸咸、辛辣，一切鱼肉、水果、湿面、烧炙、煨炒、煎煿，均系发热难化之物，皆宜禁绝。妇人不知禁忌，畏其啼叫，无所不与，岂知爱之，适以害之，积成痼疾，追悔莫及。语云：惜儿须惜食。又云：若要小儿安，常带三分饥与寒。皆至言也！至于鸡属巽，巽生风，是以鸡肉最生风，雄鸡更甚。小儿三岁以内，切勿食鸡，食之易病。谚云：三岁勿食鸡，至老不用医。甚言食必致病也。语虽俚，理实通，当依其言为是。

凡小儿睡卧，或乳母或母均当以臂枕之，令儿头与乳相伴。母欲睡熟时，即夺其乳，恐其不知饱足，或溢而成呕吐，且成吹乳。若父母交合之间，儿卧于侧，或惊醒啼叫，不可即与乳吮，盖气乳未定，恐致杀儿也。

小儿饮食有任意偏好者，无不致病。所谓爽口味多偏作疾也，极宜慎之。尝忆王隐君曰："余幼时酷嗜甘饴，忽一日见饴中有蚯蚓伸头而出，自此不敢食饴，至长始知长上为之。"此可为节戒之妙法，为父母者亦不可不知。

小儿同母睡时，切忌鼻风、口气吹入儿囟门，恐成风疾。

初生小儿未剃胎头，不与戴帽，自幼至长，可免伤风，且永无鼻塞拖涕之疾。

小儿气血未充，一生盛衰之基全在幼时培养得宜，故饮食宜调，寒温宜适。若在期内，断然生不得病。须知小儿身体微弱，脏腑柔脆，岂堪先以疾害摧其生机，继以药困复遭屠毒，精神暗耗，戕贼早岁，能保长生乎？

乳子之母，身体务要珍惜，母强则子强，母病则子病，母寒则子寒，母热则子热，一气感化，其应如响，故保婴者必须先保其身，庶免后患矣。

初生小儿，形骸虽具，筋骨甚柔，气质未实，犹木之柔条软梗，可使或曲或直，或俯或仰也。故百日之内不可竖抱，竖抱则易于惹惊，且必头倾项软，有天柱倒侧之虞。半载前不可独坐，独坐则风邪入背，脊骨受伤，恐有龟背伛偻之疾，切宜留意。

小儿感冒不须服药

初生小儿受风，鼻塞不能吮乳，断勿轻易发散，惟大天南星为末，生姜自然汁调成膏，贴于囟门即愈；或以草乌、皂荚为末，葱汁捣膏，贴于囟门亦效。

小儿偶因寒热不调，柔弱肌腠，最易感冒发热，不必用药，只须于其熟睡之时，夏以单被，冬以绵被，蒙头松盖，勿壅塞其鼻，但以稍暖为度，使其鼻息出入皆此暖气，少顷微汗津津，令上下稍透，则表里通达而热自退矣。若寒天衣被冷冽，汗不易得，惟须轻抱着身，赤体相贴，而上覆其面，则无有不汗出者，此至妙之法，百发百中者也。设或受寒邪甚者，似此两三回微汗之，无有不愈。此法行于寅卯之时，则汗易出而效尤速。

初生三急病

小儿初生有三病，一口噤，一脐风，一撮口。名虽有三病，却一类，皆急症也。口噤尤甚，此症过四月方免，百日内宜防，病甚者多不治，故须预为保护也。

口噤：口噤者，口紧闭，眼亦闭，不乳，此又名噤风。啼声如鸦，或舌上聚肉如粟米状，大小便皆通，惟口噤、面赤、多啼、口不吐白沫，与撮口异。

撮口：撮口者，唇撮聚而不开，面目青黄，啼声不出，气自喘急，口吐白沫，其状如此。若舌强唇青，聚口撮面，四肢冷者，皆无救也。其或肚胀、青筋、吊肠、卵疝、内气引伸，皆肠胃不通所致。

脐风：脐风者，脐肿腹胀，四肢柔直，啼不吮乳，甚则发搐。若脐边青黑、手拳、口噤，有此形状，无救矣。

凡儿初生七日内，若患脐气等症，小腹必发青筋一道，上行至肚生丫两，又若行至心，不治矣。急以艾圆灸其筋头上，并两丫叉尽处，青筋消去便活，余曾治过数小儿，皆生。但其病源总在受胎之时，故虽救活，不数年而殇。甚矣！胎前之不慎，可畏也哉！

以上三症，非独断脐之时为水湿、风邪所乘，多因在胎时受热，兼之风湿所激，里气壅滞，总宜取下胎毒为要。此时事已如此，断勿再事因循畏缩，姑息贻误，惟有赶紧调治，将古方天麻丸、定命丹、朱银丸量与图生。但七日内患此症者，百无一生，所以爱惜子嗣全在胎前保护耳。

天麻丸 治断脐后为水湿、风冷所乘，入脐流于心脾，遂令肚胀脐肿，四肢柔直，日夜多啼，不能吮乳，此方利惊化痰，凡钓肠①、锁肚②并治。

南星炮，二钱 白附子炮 牙硝 天麻煨 五灵脂 全蝎去尾，各一钱 轻粉五分 巴豆去油，二钱半

上为末，稀糊丸麻子大，每服三丸，薄荷生姜汤下。

定命丹 治急惊、天钓、撮口，通利痰热。

全蝎七双，去尾 天麻煨 南星 白附子炮，各二钱半 朱砂青黛各一钱半 轻粉 麝香各五分 冰片二分半

上共为末，粟米糊为丸，绿豆大，每服一丸，荆芥薄荷汤

---

① 钓肠：肛门脱出。
② 锁肚：指小儿出生后两三日内大便不通。

化下。未服时，先将药丸研碎半分，吹入鼻内。

朱银丸　治脐风壮热，痰盛，翻眼，口噤，取下胎内蕴受之毒，亦治惊积，量病用之。

全蝎去尾，一钱　白附子炮，一钱半　南星炮　朱砂二分半　牛黄五分　芦荟五分　天浆子　麝香各五分　冰片二分半　僵蚕炒，十条　水银一钱，蒸枣肉，研如泥　铅霜五分，和水银，研

上共为末，粟米糊丸，如芥子大，每服一丸，薄荷汤下。如未利，加至二三丸。

一方，治撮口、脐风，用紫苏、前胡、僵蚕炒各五钱，水煎去渣，候温，频频徐滴儿口内，以口开为度。开后，切勿即令吮乳。

一法，用神仙退，即父母指甲，三分，炙灰，以乳调下，或用好烧酒对脐吮之亦可。

新增急救脐风法

夏禹铸曰：婴儿初生七日之内，有脐风一症，甚为危急。幼科诸书论症不确，治疗无凭，所用之方，无非驱风化痰、清热镇惊之品，别无奇妙方法，后人依而用之，百不救一。故脐风一症，竟无成法可师，实古今之缺典也。予于数十年中，梦寐诚求，感神明之告人，幸得心而应手，重开生面，别立规模，实有起死回生之妙，不敢自私，剖心相告，惟愿仁人君子，共相传布，俾婴儿得跻春台①，岂非寿世者之一助欤？

一辨脐风

凡婴儿出胎，剪落脐带，带口有水，风因乘水，由脐入腹，

---

① 春台：春日登眺览胜之处。引申为婴儿长大成人。

风入于腹，始附于肝。肝，木也，风则附木而鸣，目为肝之苗，两眼角故有黄色；风入于肝，必逆犯乎脾，鼻准，脾之苗，故鼻准又有黄色；入于脾，必逆犯乎肾，而唇属肾，故黄色口撮；入于肾，必逆犯乎心，舌乃心之苗，故舌必强直。至此风火交战，亡之必矣。故脐风初发，吃乳必较前稍松或啼哭无时，为父母者速即抱儿出光亮处看两眼角及眉心处，有黄色宜急治之，此时治之最易；黄色到鼻准，治之尚易；到人中、承浆，治之稍难；口不撮而微有吹嘘，犹可治也；若唇口锁紧，舌头强直，不必治矣。凡患此症，一见眼角、鼻准、人中有黄色，而唇尚未锁紧，即宜曲小儿指，揉外劳宫，用灯火于囟门、眉心、人中、承浆、两大指少商各穴一燋①，脐轮六燋。脐带未落，于带口火燃既落，于脐心一燋，风即止，而黄色亦退矣。病未全愈，仍照前治，必风止黄退而后已。此火之灵虚，无异金丹，效之神速，捷如影响。道光四年，曾在兴化郡署亲手治之。愿天下为父母者照依看治，则百千万亿中断无一儿坏于脐风者。特书以奉告。

一辨胎黄

胎黄，由娠母感受湿热，传于胞胎。故儿产下数日，面目周身皆如金黄色，便秘、尿黄者是也。治用生地、赤芍、茵陈、猪苓、花粉、生甘各五分，一服即愈，多则两服。若脐风，断不至于周身面目皆黄，惟眉心、鼻准、人中有黄色耳。幸望名医，详细辨认，切勿误作胎黄。至于胎黄，面目周身皆如金黄色，又勿误作脐风。特作歌诀，奉教于慈幼诸君子。

---

① 燋（jiāo 焦）火烧。灯火灸时用灯火灼及穴位，可听见轻微的"啪"声，灯火即灭，称为一燋。

歌曰：

三朝七日眼边黄，便是脐风肝受伤。灯火十三能起死，回春只此是仙方。

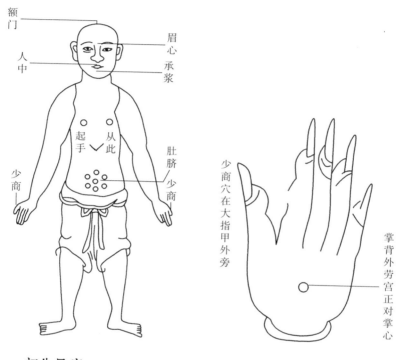

初生异症

遍体无皮：儿初生下，遍体无皮，俱是红肉，因母受胎以后久处高楼，不沾地气，故有此异症也。方用纯黄土研细，或松花粉盛于软绢袋内，在儿周身轻轻扑之，一日三四次，俟皮生即止，或用白籼米粉亦可。焮热发赤者，母之火盛也，用石膏研极细末敷之。

足趾向后：儿初生，两足趾俱向后曲，因母怀妊时两足患疮，不能行步，日惟盘坐，儿在母腹，一气相通，形随气化，故亦如此。速用软绵卷如棍子，夹儿膝后弯内外，仍煎木瓜汤常洗熨之，日久筋长舒展，自能伸直向前。

由此二症观之，则知胎前调养以及起居言动不可不慎，古人所以重胎教也。此症余在陕西亲见之，故书此以奉告。

周身起泡：儿初生下，周身起如鱼泡，光亮如水晶，擦破则水渗流，此因母怀孕时过受湿气所致，急宜密陀僧研极细，炒过干掺，仍令母服苏合香丸。

虾蟆瘟：小儿胸腹忽如水晶色，脏腑俱见，此名虾蟆瘟。急用大虾蟆六只，将四足扎起，以虾蟆肚皮在水晶色处抚摩几次，置于小儿脐上，再用第二只，亦如前法，更换六只，其病即愈。但虾蟆眼内有蟾酥，须防其迸出射人，宜用绢遮其眼，事毕仍将虾蟆放还旷野池塘，切勿伤其生命。

阴囊缩腹：小儿初生六七日后，阴囊收缩入腹，啼哭不止者，受寒所致。盖寒则收引也。速用硫黄、吴茱萸各五钱，为细末，研大蒜调涂脐下，仍用蛇床子微炒，帛包熨其脐，即下。

阴囊光肿：阴囊肿大，垂下不收，用紫苏为末，患处湿则干掺，若干可用香油调涂，虽皮溃而核欲坠，悉有神效。惟初生小儿，患此恐受不起苦痛，宜速调治小儿相法条内有囊肿如球，用荔枝等治，须查参。

初生诸疾

二便不通：小儿初生，大小便不通，腹胀欲绝者，急令谙练妇人以温汤漱净口，吸咂儿之前后心、脐下、两手足心，共七处，每处吸咂五六七口，取红赤色，以气透为度，气透则便自通。

不小便：初生小儿，六七日内不小便，急用葱白三四寸捣烂，人乳拌，入儿口内，再与乳吮，咽下即通。

乳蕈①、马牙疳：儿口内有肉肿，高起如蕈，名乳蕈。牙龈处生白泡子，名马牙疳。致儿不能吃乳，急以指摘去其头，倘有血出，以帛拭去。轻者，陈京墨搽之即愈。重者，速用直僵蚕三条，去丝嘴，人中白四分，冰片少许，研极细，擦患处，略停片刻，用绢蘸苦茶洗净再擦，一日三四次自愈。如未愈，方中加硼砂、血竭、青黛各三分，儿茶分半，药珠一分，各为细末，和入前药，每日洗擦三四次，无不愈者。简易方以马齿苋根，即酱板豆根，瓦上焙干，少加雄黄，研末吹之。

鹅口白屑：小儿初生百日内，口中有白点，不计其数，拭之即去，少刻复有，满口缠遍，内窜入喉，日夜啼哭，不乳，俗名雪口，又名鹅口疳。用生甘、黄连等分煎汤，以帛裹指拭去，取桑皮中白汁涂之，立愈。再以辰砂益元散、灯心汤调下，则不再作。简易方：用鹅口中水一钟，作数次服，亦愈。

走马疳：牙床腐烂，若一二岁已出牙者，甚至牙齿脱落，谓走马疳者，言其急也。此盖热毒蕴蓄而然。凡病此者，大为凶症，速以绿豆煎浓汁频饮，使毒从小便利出，外以人中白四分，铜绿，用醋制者，二分，杏仁，去皮尖，二分，冰片少许，为细末，敷患处，愈。又方，用蒲黄炒，擦即愈。

走马牙疳：小儿口臭，牙上烂，流涎沫，嘴唇如羊胡须疮，是此症也。其方用巴豆一粒，研末，雄黄为衣，用膏药贴眉心一日夜，即揭去膏药，立愈。

腭肿、龈肿：着颊里及上腭而肿者，名肿腭。齿龈上肿者，名肿龈。此二症，不必服药，俱宜用针挑破，出血即愈。

---

① 乳蕈（xùn 驯）：蕈，菌类植物。一种病名，指小儿嘴里长出肉芽肿，高起如蕈状。

重舌、木舌、弄舌：舌乃心苗，三症是心脾蕴热，皆能殒命。重舌者，舌根肉壅肿叠出，短小如舌是也，用竹沥浸黄柏一宿，点舌上。木舌者，舌尖肿大，塞满口中，或僵硬如木，不能转掉是也。用蓖麻子肉捣研，以绵纸取油，将纸掬成条，点火吹灭，以烟薰之，即消。若舌下有如蝼蛄，或如卧蚕者，急于肿突处砭去其血，仍用釜底煤以盐、醋调，厚敷之，脱去再敷，或井花水调亦可。经验方，用真蒲黄一味，频刷舌上，其肿自退。弄舌者，舌出掉动如蛇是也，心宁则舌静，心扰则舌乱。以上三症，总属火象，轻者灯心，重者黄连煎汤，细细与服。

口角流涎：涎自口角流出而滞于颐间，名曰滞颐。此因脾冷涎多，脾虚不能摄，故津液泛而溢出，渍滞颐间，湿淫黄赤。宜用焦白术、陈皮、青皮、炮姜各五分，熟半夏、丁香、木香各一钱，为末，面糊丸，黍米大，一岁十丸，米汤下。亦有脾热而然者，宜用焦白术、滑石煅飞各五分，炒扁豆、茯苓、钗斛各三分，黄连二分，葛根一分半，生甘草一分，为末，灯心汤调下，每服一钱。皆效。

两腮肿硬：儿初生月内，两腮肿硬有核，或仅只一边肿硬，此名疳腮。儿面必黄，鼻端起黑瘰①，不时啼叫，亦不吃乳。速用蜒蚰②一条，银朱一钱五分，同研烂，搽肿硬处，勿令擦去，即能消除。又一法，用桑柴灰少许，刺雄鸡冠，血滴入二三点，再加盐卤一匙和匀，频擦患处。俱效。此二方已试验过。

螳螂子：此症近年吴越之苏、常、镇、泰、嘉、湖、宁、

---

① 瘰（lěi 蕾）：同"瘤"，皮肤上起的疙瘩。

② 蜒蚰（yányóu 炎游）：即蛞蝓，俗称鼻涕虫。

绍俱有，每见新产婴儿，口噤不乳，啼声难出，两腮肿硬。有云：此名螳螂子。急速宜令熟谙守生婆将利刃于儿口内两腮剖开，挖出坚光恶肉，形如桑螵蛸，此症是也。伤处预合胎骨珍珠散搽之，儿即能乳而愈矣。若割治少迟时刻，或不将坚光恶肉挖出，即肿延喉鼻，塞住喉咙，声不能出，乳不能咽，立刻殒命矣。亦有不谙割法而割坏者，余俱目睹，甚为凄惨。考之方书，从无此说，历询儿科专家，亦俱茫然。若舍刀割，竟无别样方药可治！不知病始何时，割起何人？抑即疰腮之类而好事以用割耶？抑余披览弗博而未见其书耶？但病可伤生，为害又速，因特附识其症其说，俾得子而未之闻见者，知所防患，且候鸿博君子明以指教焉。

新增螳螂子治法

经国：窃维前人著书于世，本有裨益，以冀海内风行。奈坊肆辗转翻刻，致成鲁鱼亥豕①，谬误居多，害人非浅。在坊肆只知图利，岂顾错误之害。而在诚心济人者，视之殊觉造孽，惟望有识君子留心辨察，庶免毫厘千里。况方书关乎生命，尤应仔细。其治螳螂子一法，稽之岐黄、汉唐各集概未之见。兹特虚衷博采，购得屡用屡验之神效者数方，增补入内，庶俾良医得以参酌施治，即凡婴儿免罹灾害，其登寿域焉耳。

大生膏 用大黄一钱，生地五钱，捣烂如膏，涂儿足心，男左女右。

又方，巴豆一粒，分作三块，用清凉膏药三个，每膏药中间放入巴豆一块，将膏药贴在婴儿印堂即两眉之间及左右两颐三处，皆起泡，毒泄即愈。

---

① 鲁鱼亥豕：泛指书籍传写刊印中的文字错误。

又方，斑蝥三个，蝎独取其尾五个，炙脆存性，不可太焦，太焦则无力，研极细末，又用麻黄一钱，煎汤少许，去渣，入枣肉钱孔大一粒，收干麻黄汁，捣烂，和斑蝥、蝎尾，统研为末，丸如桐子大，放膏药内，贴患处，不妨三四次，以消为度。若泡破出水，须防毒水流入目中。为母者，切须时时管顾，刻刻防闲，断勿大意，以致彼愈而此患。不佞一再思维，二方之意，虽异而同，不过取其起泡出水，以发泄此毒耳。较之以利刀割腮，其王霸之分为何如哉？

赤游丹毒：小儿一岁以内，身发赤游风者，皮上如丹涂之状，故谓之丹。凡一切紫赤丹瘤，总由妊母血热流胎，热毒蕴于腠理，或乳母好酒嗜辛，喜食炙煿，或烘晒热衣即与包裹，柔嫩肌肤感受热毒所致。发于四肢，易治；若已入腹、入囊，皆难疗也；发于头面、胸背，身如火灼，烦躁胀闷者，毒已入心，百无一生。治法：用朴硝、大黄、青黛为末，新汲水调敷，或芭蕉根捣汁涂之，干则再涂。冬月畏冷，炖稍温，涂上。无论赤白丹毒，用寒凉涂之不效者，将伏龙肝为极细末，以熟鸡蛋黄熬油调涂。

夜啼：小儿夜啼不安，有寒、热、惊、滞四因。寒啼者，脾气寒冷，阴盛于夜，腹中作痛，故面青手冷，腰曲而啼也，用炙黄芪、酒当归、炙甘、赤芍、木香等分为末，常涂乳头上，令儿吮之。热啼者，心火烦盛，面赤手暖，口中气热，仰身而啼，见灯火愈啼也，用钩藤、茯神、生甘、灯心、辰砂、木通各一钱，煎汤服。滞啼者，乳食停滞作痛，啼而不哭，直声来往，无泪者是也，用生麦芽、山楂肉一钱，煎汤服。惊啼者，心气不足，神不安宁，哭而不啼，连声多泪者是也，宜从惊治，服天王补心丹，外治以伏龙肝、蚯蚓泥等分为末，水调，涂儿头顶及五心，即愈。

胎黄：儿生下遍体金黄，此因胎内湿热也。前有火燋法，治之最易，亦最验。认明面目、身体统黄者，此症无疑矣，按法治之极效，或先用生地、花粉、茵陈各一钱煎服，亦可。

胎赤：儿生月内，遍体红赤，肌若丹涂，此因受胎内热毒也。内服，前方去茵陈，加生甘、连翘各一钱，外用蓝叶浮萍、水苔捣烂绞汁，调土炒朴硝，涂之立效。此方已试过数儿矣。

胎惊：儿生月内，肚热翻眼，握拳，搐搦，惊啼，此胎惊也。因妊母调摄乖常，有伤于胎，故生下即病。急取猪乳、细研辰砂飞净、牛黄少许调抹儿口，极效；或煎导赤散给服，乳母另服防风通圣散；简易方，以新汲水、辰砂研浓汁，涂五心上，最效。

吐乳：小儿呕吐，日久不已，遂成慢惊。此症治之甚难，不可不预为提防，谨慎调护，但吐有是病、非病，须留心看其如何吐式。若吐自口角出，此乃饮乳太过，满而溢出，非病也，只须撙①节吃乳，自不致满溢而出。若吐乳直出而不停留者，此病也，名为呭②乳，用炒麦芽三钱，橘红一钱，丁香三分，煎汁给服，可止。乳母仍当服调气之剂，或用白蔻仁七粒，砂仁七粒，甘草生、炙各二钱，共研极细末，频擦儿口，任其咽下，亦极效。

变蒸：变者，易也，生五脏。蒸者，热也，养六腑。轻则发热似惊，重则壮热烦躁。小儿出胎后，三十二日一变，六十四日一蒸，至五百七十六日，变蒸既毕，儿乃成人也。稽之古书，俱无其说，惟创于西晋，继于隋唐，自宋元明以来，特繁于此时。

---

① 撙（zǔn）：节制，节省。

② 呭（xiàn 现）：不呕而吐也，小儿呕乳谓"呭"。

但余常见儿有保护得宜，至长无病，岂此子独不变蒸乎？亦见有前月病为变蒸而此月不病，又何以一孩而先后不同乎？大约小儿或发热，或吐泻，诸凡违和，不因外感，必因内伤，不过调养失宜、保护欠慎之故。可见养子者，总宜谨于平时，不可惑于变蒸之说。谓凡在小孩均有此症，竟将所以致病之由忘却也。

疳症：小儿诸疳，最为重候。故"疳"字从甘，明其贪嗜肥甘损伤脾胃也。小儿体质柔脆，全赖中土，中土一虚，自然百病蜂起。但思"疳症"名目虽有二十余种，而治法总主在脾胃。杨氏曰：疳者，干也，在小儿为五疳，在年壮者为五劳。试思云"干"云"劳"，疳非精血败竭之病乎？疳变既多，方难定一，贵在临证酌宜。然一语叮咛，为医者即遇虫积内热之儿，不可以峻厉之药攻之，重亡津液，重耗正气。须参以虚损治劳之法，庶不致屠毒生灵。为父母者必须慎于平时，不可以舐犊姑息，任其恣食而致成病。盖小儿诸病起于多食，而多食之中，又以瓜果、生冷、甘甜、坚硬之物为尤甚，或吐或泻，或虫或疳，每致不救。余存曲突徙薪之见者，因冢子①多食，患此虫症而殇，故不惮谆谆奉告，以冀勿蹈覆辙耳。

辨小儿尿色

小儿尿出如米泔，或尿停少顷变作泔浊者，此由饮食不节以致脾胃湿热或脾虚下陷而然，疳之兆也，宜预防之，急服神机丹方见后。若尿色黄因火者，十居一二，因阴亡而气不化者，十居七八，急当滋其化源，常服交泰丹方见后。

辨小儿粪色

小儿粪色宜与大人相同，色能深黄、苍老而细腻者，是全

---

① 冢子：长子。

阳正色，胃强无病者也。若嫩黄不苍，渣滓不能全细，胃中火力便有不到之处。如再淡黄，则胃火更无力。将近于白矣，此乃谷食之半化也，火力之半衰也。倘至粪青、粪白，则脾胃虚寒极矣，元阳惫矣，生气微矣。惟愿育宁馨者，务须刻刻留心，一见小儿粪色嫩黄，切勿令食生冷、坚硬等物，急以神机丹给服，毋待近白也。至嘱！

药饵宜慎

小儿之起居饮食，当谨慎调摄。前已剀切言之，至于用药治病，尤须详审的确，照顾本元，看清病症，然后与治，不可以散风、消食、清痰、降火、行滞、利水之剂，不分当否，鲁莽轻投。盖有是病，然后可用是药，若无是病而用是药，则病不能治而反伤元气矣。譬之病在脾肺，而药治肝肾，固阴阳反背。即偶有搀入治脾肺之药，究于肝肾何与乎？经云：识得标只治本，治千人无一损。即如肥儿丸，乃苦寒之品，最败元阳；保和丸，乃消耗之方，极损胃气；抱龙丸，香窜重镇，入髓伤神，若偶有对症，服之未始不可。余每见富贵之家，不究其理，竟借此为屏障，岂知为所阴受损害，实匪浅鲜；或因自幼多服苦寒之品，元阳已败，终身羸弱者有之；或因自幼多服重镇之剂，心不灵动，长至痴迷者有之。其不及跻于成丁而枉夭者，更不知凡几矣。余自幼生长粤东，为乳哺之妇所误，彼自知乳少，阴为服食肥儿等丸，后成羸弱及果瘰、胃痛各症，迨余稍明医理，调养始瘳①。是皆身历其境者，特书以奉告。

小儿常服四丹说

小儿知识未开，七情未动，其所病者非寒温失当、外感六

---

① 瘳（chōu 抽）：病愈。

淫，即饮食失节、内伤脾胃。故金鉴堂制乾清散以治外感，坤宁散以治内伤，王道平正，修合施送，万举万当，此因有病而施也。至若无病之儿，焉能常保安和？亦当预为调摄，使之息息生长，如月如苗，无刻不潜滋暗长，精神充裕，每日改观形体，芃芃①勃勃，而能诸病不生者，其法一在培后天之基址，一在滋先天之化元尔。故又制交泰、神机二方，为无病之小儿平时调养，补而能通，泻而寓益，若果间服勿辍，不特永无病患，且能聪明超众，才智过人。幸勿视方平淡无奇而以余言为河汉也。

乾清散　治小儿感冒风邪，发热咳嗽等，鼻塞流涕症。

荆芥穗　薄荷叶　酒炒条芩　黑山栀　桔梗　生甘

为极细末，重箩再筛。每服每岁一钱，清晨滚汤调下。

坤宁散　治小儿恣食肥腻，过啖生冷，腹坚胀痛等症。

乌药　真川紫厚朴姜汁制　麦芽面　山楂肉　广木香　蓬莪

术　京三棱

为极细末，重箩再筛。每服每岁一钱，清晨姜汤调下。

交泰丹

生地黄二两　丹皮七钱五分，酒洗　山萸肉一两，拣陈酒润　淮山药一两　远志肉拣去陈久油气，甘草汤泡去骨，七钱五分　建泽泻酒浸一宿，晒干，七钱五分　石菖蒲一寸九节，铜刀刮去黄黑硬节皮一重，以嫩桑枝条相拌，蒸熟，晒干，切用，微炒，七钱五分　龙骨粘舌色白者，酒浸一宿，煅末，研，水飞三度用，五钱　龟板用灼过者，去四边，刮净，酒浸酥炙或酒浸，五钱　茯神去木切，蒸，七钱五分

共为极细末，重箩再筛。月内小儿，每服一分，逐月递增，

①　芃（péng 蓬）芃：形容草木茂盛。

至周岁满一钱，两岁满一钱五分，三岁满二钱，七岁满三钱，九岁满四钱，十二岁满五钱。总以开水调下，与神机丹间服，单日服交泰，双日服神机，每日清晨服，不可间断，服至十六岁。先后天俱培足，气血充盈，精神强固，聪明知慧，日新月盛，读书作文，人一己百，他年登科发甲，筮仕临朝，胥赖乎此。幸勿视为寻常补益剂也。

神机丹

绵芪拣肥润而软者，蜜炙，二两　　於潜术米泔浸，切，土炒焦，三两　白茯苓一两　　炒扁豆去壳，净，一两　　建莲肉去心炒，一两　　山楂肉炒，一两　　炙甘草六钱　　九节菖蒲制如交泰丹，一两六钱　　新会皮六钱　苡仁炒，一两

共为极细末，重箩筛过。服法增减，与交泰丹同。一切妙处，具述于前。

乳儿魃①病

小儿三岁以内，胃气未全，谷气未充，专赖乳汁。若未断乳时，乳母先怀身孕，儿饮孕乳，肉消颅大，发萎腿枯，形如傀儡，状若魃然，故名魃病。又有母体虚弱，乳汁不充，早强粥饭，津液内亡，外资浆水，生冷瓜果任其过食，渐亦能成此症。孔子曰：子生三年，然后免于父母之怀，乳其可容早缺乎？操璋瓦②之权者，急宜知警，又雇乳母哺乳，切宜留心体察，如有已孕之妇，务须速即另雇，万勿为其遗害小儿，此余亦有亲闻其事者，故并告之。至于已成魃病之儿，作何治法？惟有

①　魃（bá 拔）：传说中造成旱灾的鬼怪。
②　璋瓦：璋，指好的玉石；瓦，指纺车上的零件。古时候形容男孩和女孩，"男孩弄璋，女孩弄瓦"。

先令断乳，急制交泰、神机二丹，相间服之，以转生机。余已救活过数婴，爰再附述，幸勿以为迂而忽之。

断乳法

用发面馒头一斤，趁热剥去皮，放入洁白糖四两，同搓烂，使糖与馒头粉匀净，晒干为末，水浸，煮稀粥服。若魃病者，亦可似此少少给服，宁可多吃几次，断勿一次吃饱。至交泰、神机二丹，务须间日早晨服。

又一法，以栀子三枚，炒存性，雌黄、辰砂、轻粉各少许，为末，用麻油调匀，候儿睡熟时涂其两眉上，醒来自能不要吃乳。若未效，再一次，必效。但断乳必须选择日子，忌逢五、逢七日，宜卯日、伏断日，惟肝气盛者难验。

小儿嬉戏之物，不可听其恣意。盖久弄亦能伤肾，至刀剑、利刃、凶器，不可令其捉摸。会坐，勿令久。会行，勿令早。盖筋骨柔脆，恐有损伤，便致成疾。睡卧要有节，须令早起，神气易清，饮食休过，美味少吃，夜莫停灯，书莫说鬼，睡莫当风，坐莫近水，笑极与和，哭极与喜，哭笑之后莫即与乳。

小儿每日卧后，母用手顺摩其腹，自胸前摩至脐下，轻轻摩四十九摩，最能顺气消食。

小儿初有知识，切勿令小厮、婢女领出外边顽要，恐受惊吓。且言语嬉笑，恐染下流习气。即蹉跌磕仆，亦不使知，误事不小，断勿使儿离大人左右。至于乳母，须时加体察，临卧早起，俱宜亲看，万勿大意。每见乳母作弊，外人尽知，主母不觉，致儿夭枉者多矣。

小儿饮食，总宜清淡为贵，否则食甜多成疳，食过饱伤气，食酸多伤志，食冷物成积，食苦多耗神，食咸多闭气，食辣多伤肺，食肥多生痰，百病可成。至于生果生菜，尤宜切忌。盖小儿胃中一段①生意，若多食生物，则湿热酝酿，使成虫积矣。

小儿食甜太多，为患最大。盖因甜多喜食，故易成病。当周岁以外，稍知人事，父母即于糖白盘内，放以蚯蚓一二条，使其视之即畏，不喜食矣。古之贤父母曾有行之者，特书告之。

小儿每逢剃头，须就温暖无风处，剃后用薄荷三斤，杏仁三粒去皮、尖捣烂，入生麻油三四滴，腻粉拌和，遍头擦之，可避风邪及一切疮疥。至剃头日期，择须丑寅日吉，断勿丁未日，切记切记！

痘宜种不宜出论

痘疮之出，其原由于父母构精之时，清纯之真气既结而成胎，余火之毒邪流蕴于脏腑，因禀气有清浊之分，是以胎毒有轻重之别。上古之人，资禀纯厚，自秦汉以前，无此症候，故《灵》《素》《金匮》诸书多不及此。迨至东晋五胡窜扰，华夏无别而痘症始行。凡人降生以后，不拘孩提童稚，必出一次，初名曰百岁疮，后因传染连及，如行时之疠疫，故又名天花。夫痘者，象形之称也，毒蕴于中，外有感触即勃然而发，故时俗虑及沾惹，有避痘之说焉。窃惟痘当出时多致夭折者，何欤？盖缘发于先天，外未露形而脏腑已透，斯时小儿嬉戏如常，父母不知其子女当避风寒暑湿，当节饮食起居，加以冒犯，此时行不正之气，在禀赋强固者幸而得免，若虚弱之儿易致传染，先既外感，后复内伤，更加胎毒，三者骈凑，柔脆婴儿其何以堪乎？非遇良医，决不可保，即遇良医亦束手者，职是故耳。种痘之说，相传始于明季。有闽人素虔奉天后圣母，因数子俱殇于痘，尚存一子，惧其复痘而危，乃日祷于圣母前，仰邀灵

---

① 段：同"假"。

佑，梦授种痘之方，复于炉底得痘种数颗，如法试之，痘出果获安吉。遂自近而远，普相传授，由是种法大行。嗣有庄君大椿者初疑其诞，后亦因子痘殇，悉心研究，乃得其理，且历观出痘与种痘果不相同，然后知上天慈爱之仁，故梦授此法，以救万世婴孩夭枉也。吾思种痘之所以与出痘不同者，盖种痘必择天气温和，大寒大热则否，外无暴戾之气，天时得矣，又必视儿之气体状貌若何，内无疾痛，外无疮疖，始可下种。未下之前七日，又必令其父母视儿饥寒饱暖，无或愆时，曲加调护，留心管顾，则人事尽矣。既下种后，俟期而发，发必以渐，故胎毒虽有轻重之不同，而出痘不过疏密之或异，轻者不须服药，重亦只须治痘，无内伤、外感之闲杂，即用药亦易。现视出痘，往往有殇，而种痘则一无妨碍。若种而尚殇，出更断难幸存矣。此诚能以人力挽回天工者，借非神力，乌能臻此？愿世之为父母者，请深信而谨志之，兹仍将稀痘方法附列于后。

稀痘法

痘曰天疮，又曰天花，因其毒自先天所种，非缘后起，故名之曰天也。余思分厘药力，岂能斡旋于此身朕兆之初乎？稀痘之说，本属难信。然据方书而论，亦竟有其理，是亦古人怀少慈幼之至意，余故采其不损元气者列之以备择用。但为长上者与其设法施方，欲稀于具形成象之后，莫若清心淡虑，先稀于二五妙合之前，为曲突徙薪之计，更得也，愚者或有一得，敢以唐突言之，尚望鉴谅鄙衷，是幸！

兔红丸　服之可免出痘，即出亦稀少。

辰砂水飞　生甘　六安茶等分为末

腊月八日午时取生兔子血为丸，梧桐子大。每逢三、六、九日与儿服之，每一岁服三分。

玄菟丹 服之可免出痘。

玄参酒洗，五两　菟丝子水淘净，酒煮，研烂，晒干

以上二味，俱不可凡铁器，为末，黑沙糖为丸，弹子大。每日与儿服三丸，沙糖汤下。

浴　法

八月采葫芦、蒲花，阴干，俟除夜入蒸笼，以汤洗儿，可免出痘。

又法，用苦楝子煎汤，不拘时浴儿，可不出痘，纵出亦稀少。

搽法，擦一年者稀，二三年者不出痘。此系异人传授奇验方。

朱砂一钱，拣明透者，研细，麝香五厘，拣真当门子，天麻子三十六粒，去壳，拣肥大者。先将朱砂、麝香研极细末，后入天麻子合和，再研成膏。五月五日午时涂擦小儿顶心、前心、背心、两手心、两足心、两臂弯、两足弯、两腋共一十三处，俱要擦到，不可短少，擦如制钱厚大，勿使药有余剩。擦后不可洗动，任其自落，头顶不可误擦囟门，如儿发长分开涂之，每料只涂一儿。本年端午擦过一次，出痘数粒；次年端午再擦一次，出痘不过三粒；再次年端午又擦一次，永不出痘。如未满周岁小儿，能于七月七日、九月九日依法擦之，更妙。男女擦法皆同。传方之家，不出天花已十三代，益见尔能活他人子，天必活尔之子。吕祖之言，诚可为千万世法也。

稀痘方

羌活六分　生地四分　黄柏酒浸，四分　防风三分　升麻四分　麻黄六分　生甘四分　归身四分　川芎三分　藁本三分　苍术米泔浸，三分　柴胡三分　甘葛三分　条芩酒浸，三分　红花二分　细辛

二分　苏木二分　陈皮二分　白术二分　吴茱萸一分　连翘一分
黄连四分

上药逐件秤准，每逢立春、立夏、立秋、立冬前一日，用水二钟，煎八分，将细纱一方覆于碗口，露一夜，次晨用开水将药温热，服之。一年之内必服四次，不可欠缺，亦永不出痘，即出亦稀。如一时不能服完，可于此日分作两三次服尽，不可剩至次日。余思四立乃天地阴阳气候变易之时，人于气候交替之际，气血亦随以转动，乘其阖辟之候驱其胎毒，于理亦当。故采而录之，以布于世云。但春秋须减麻黄一分，夏减麻黄一分半，增连翘三分，冬照原方，切须记之。

三花丹　将出之时用之，能稀少。

梅花、桃花、梨花，取已开、未开、盛开者，阴干为末，等分，取兔脑捣和丸，雄黄为衣，用赤小豆、绿豆、黑大豆三豆汤下一钱。

六味饮　将发之时服之。

山楂肉一钱　紫草一钱　牛蒡子一钱　防风一钱二分　荆芥一钱二分　生甘五分

水煎服。

丝朱散　痘未见点服之。

丝瓜近蒂三寸，连皮、子，烧存性，为末　朱砂五分，研，水飞
和匀，沙糖调下，痘出必稀。

新增小儿相法

欲知小儿夭寿，当于相法推详。古人云："相随心转，心善则相美而多福，心恶则相凶而致祸。"夫人性皆善，婴儿一派天真，初无善恶，何以相有富贵贫贱、穷通夭寿之分？然男女之享大年，良由幼小之时，体貌雅重，性质温良，有以基之，断

非侥幸勉强而致之者也。其由全赖祖父之远色贱货①，积德累仁，有以栽培善根，则生子形容端雅，天资颖悟，必有大过人者。及长，富贵通达，福泽随之自至。苟或生相单薄，难保福寿者，婴儿尚无知识，为父母者先为之改恶从善，感格神明，自然儿相渐变，丰满俊秀而受厚福。如唐裴中立公相本腾蛇入口，应当饿死，而香山还带，则变为项下条，遂得贵为将相。可知栽培倾覆，天之报施不爽也。

声音清亮悠长，又喜如洪钟，气能接续有音韵，最忌豺狼声，若如病猫不寿。

头欲圆有骨格，前天庭宜高耸，日月角宜峻峭，两旁头角要峥嵘，头后枕骨分品字偃月。

五官宜正不喜歪斜。

面要丰满方长，如同字大，怕偏陷。

发长宜稀而黑，发际宜高不宜低。

眉喜清秀而高。

目喜秀长如凤眼，梢高，黑白分明，视瞻平正，一身之精神全在两目决断。最嫌鸡眼、羊眼、狗眼，以及斜视，上下露白，或昏蒙无神。

鼻喜端正丰厚如悬胆，孔藏如截筒，鼻梁红黄色最吉，青黑色有疾。

口宜阔大，切忌吊唇，而口角宜朝上如仰月，不宜平，向下最忌。

男子八个月长门牙，女子七个月长门牙，先长下牙者吉。

---

① 远色贱货：远离女色，看轻财物。出自《礼记》，"去谗远色，贱货而贵德"。

人中宜深如竹瓦。

地角宜方而圆。

耳爱垂长贴后，轮廓分明，下有悬珠。

身须骨肉匀称，肥胖者肉宜紧密，不喜如发面模样，纯见乎肉色，虽白必要带些紫黑色。若瘦削者，不喜脊骨棱峥，必要肉胜于骨。

肩欲平正。

背脊及腰俱喜丰满。

脐窝宜深。

腹要下垂。

肾囊宜紧细，紫色如荔枝壳者寿，宽大白色者多疾。囊肿如球，以荔枝连壳、核一个，煨存性，大茴香、青皮各炒等分，研细，以沸汤调，滴儿口内。若已二三岁，可酒服一钱，日再服。

小儿尿要长，且又浇得远，此长寿之征也；若尿近，乃肾气不足，少寿。

手腕宜长，手指宜纤，手背宜厚。

足骨宜短，足趾宜齐，足背宜厚。

校注后记

一、作者简介、成书年代和版本现状

《仁寿镜》是一部专论生育（包括月经病、种子求嗣、妊娠病和产后病）及婴儿护理的著作，成书于清光绪十八年壬辰（1892），分成宁闺集、宜男集、益母集、保赤集，共四卷。作者系清代医家孟葑，字经国，号不病人，生卒年不可考，精通妇科、儿科。据《仁寿镜》文中记载"道光丙申中元四鼓会稽孟经国识"，说明孟葑乃会稽（今浙江绍兴）人，于1836年左右编撰此书。文中多处介绍了孟葑的生活年代及其经历，如"余自幼生长粤东，为乳哺之妇所误""曩自闽南游幕旋里，会有族婶身怀六甲，将次临盆，惟因气血体弱，分娩颇艰""自闽旋浙，道出兰溪，正值严寒之际，晚泊河滩，见有渔舟两小婴冻至皮肉统红，一儿约仅周岁，手足冻僵，余怜而给一瓦火炉与烘。其父母曰：师爷不可给烘，烘则惯矣，非此不可也""在台湾淡水时，曾闻行过一人，其效如应。但今年端午午时落雨，写朱龙字，明年端午午时不落雨，今年所写朱龙字，无用矣""粤东顺德友人麦平石之簃室撩高取物，忽儿呱呱啼于腹中。询之孕已八月，乃急嘱撒钱于地，令妇取之，俄其声果息"。由此可知，孟葑从小生长在广东东部，曾于广东、福建和浙江等处行医，在福建闽南某官衙当过幕僚和师爷。

《仁寿镜》现有以下几种版本流传于世：①清光绪十八年壬辰卜文记刻本。②清光绪兰月楼刻本（与①同版）。③清光绪二十一年乙未（1895）渝城述古堂刻本。④清光绪刻本（与③同版）。⑤1918年铅印本。⑥1927年上海吴承记印书局铅印本。⑦1927年重庆中西书局铅印本。

1. 清光绪十八年壬辰卜文记刻本

分别由浙江省中医药研究院和苏州大学医学院图书馆藏。浙江省中医药研究院馆藏版本的特征：①封面上印有书名和"曹炳章"的藏书印，没有牌记。②封二有"卜文记印送"字样。③"弁言"最后落款"光绪壬辰秋日兰月楼主书于海上"。课题组未能收集到苏州大学医学院图书馆馆藏版本的相关影印资料，颇为遗憾。

2. 清光绪二十一年乙未渝城述古堂刻本

分别由上海中医药大学图书馆、中国中医科学院图书馆、中国科学院上海生命科学信息中心图书馆等馆藏。特征：①扉页均印有"光绪乙未年新镌《仁寿镜》"和"板存渝城小梁子述古堂印送，不取板赀"等牌记。②上海中医药大学图书馆馆藏本的封面题有"民国十二年六月汤介眉君持赠"，并盖有"武进谢利恒先生之书，其子琏穗、珊临等保存之民国十年记"字样。

通过对《仁寿镜》现存版本的考察，我们认为浙江省中医药研究院馆藏的清光绪壬辰卜文记刻本系最早期刻本，其校刻精良，内容完整，文字清晰，故定为底本。清光绪二十一年乙未渝城述古堂刻本系较早期版本，中国中医科学院图书馆所藏者内容较为完整，错误较少，校刻也较为精良，故定该版本为主校本。另外，还收集到上海中医药大学图书馆清光绪二十一年乙未渝城述古堂刻本和1918年铅印本的影印资料，因铅印本年代较接近，文字印刻较为清晰，编排格式与清光绪诸版本相同，但存在破损情况，故将其余收集到的版本均作为参校本。

二、学术思想简介

《仁寿镜》系妇产科和儿科专著。"仁寿"二字出自《论语·雍也》，其曰："知者动，仁者静，知者乐，仁者寿。"《孟子》云："无伤也，是乃仁术。"《汉书·董仲舒传》有"尧舜行德则民仁寿"之论述。"仁"字，源于孔子"爱人"之说。"仁寿"是指有仁德而长寿之意，而后世遂以医术比之"仁术""仁寿"。

《仁寿镜》卷一论月经病，包括和月、崩漏、带下；卷二论种子求嗣，并附小产暗产论、男妇种子方；卷三论妊娠病（胎前、临盆）及产后病；卷四论婴儿的护理。全书着重强调各病的宜忌，有诸病脉症方药的论述和记载，并附有作者的个人见解。本书以延嗣为主旨，选择良方附于各证之后。卷四中所述护婴诸法，亦多切合实用，对临床妇产科学和儿科学有一定指导意义。

1. 论月经病

在调经方面，孟莳提出男子补肾、女子调经的重要性。"生育之要，在乎男精女血充实而无病也。故男则首重补肾，女则首重调经，未有男精足女血充而乏子嗣者也""故能于滋肾调经之中而参以行气补气之法，更能养气于平时，然后一举可孕"。故女子经血充足，月经按时而至，自然能够受孕。孟莳提出，女子在行经前一定要戒生戒冷，并戒气恼，便可终身无病，即使偶染微疴，服药亦易奏效。而于经行之时，须加大祛积行瘀力量，使瘀积之物乘势下之，补养调理须于经净一日，乘机助之，起到事半功倍的效果。这些都是调经的至妙玄机，对调经和生育具有很强的指导作用。

女子崩中之证，多由损伤脏腑、冲任二脉，气血两虚所致。

故治疗须以调养冲任为法。只有二脉平和，外循经络，内荣脏腑，则崩漏自止。治崩中的具体治法须根据虚实、寒热、标本、缓急而施。

带下之证，因湿热流注于带脉而下浊液，多从气分、血分来辨证治疗。孟荄认为，该病属湿热与痰者居多，属寒者少，须在临证时详察之。

2. 论种子求嗣

"种子求嗣之说，自古迄今，传方颇多……然吾独一言以蔽曰：寡欲则有子……养心莫善于寡欲，亦即此意也。吾愿世之多欲者，静思而节之"。在种子求嗣方面，孟荄提出了从修德、多行善以回天、寡欲、知时得诀、知避忌、知补肾调经、知重在阳精、宜预葆精、当预养血并节劳息怒、宜慎药方、宜知一言以蔽、知戒谨饮食、知择时、须明地理、当知选种、不宜多置姬妾、须防暗产等方面进行论述，目的是奉劝世人要养心寡欲，不妄交合，积气储精，待时而动，多行善事以回天，慎服药方，才会身体康强，瓜瓞绵延，多子多寿。

3. 论妊娠病和产后病

历代医家早已认识到，子代的先天禀赋除了与父母精血的盈虚有直接关系外，还与母体妊娠期的调养有密切关系。孟荄对胎育保养研究之细，探讨之微。如《仁寿镜》中明确提出了妇人在孕期应注意的六个方面，即除恼怒、禁房劳、戒生冷、慎寒温、服药饵、宜静养，以保胎。若母体虚弱多病，阴血不充，胎气不足，或由于孕中跌打损伤，房劳过度，操劳太甚，损伤胎气，或由于孕中母体罹患重病，或由于胃气失和日久，纳少食减，化源不足，或由于未足月而早产等原因，使母体脏腑功能衰弱，气血生成不足，而使胎儿气血供养不足，导致妊娠失养，致使胎儿出生后体质虚弱，成为继发虚劳的病理基础，这是先天之因的又一重大要素。临盆时务必做到"睡""忍痛""慢临盆"，胎儿自然就会瓜熟蒂落而降生。另外，孟葑对产后病也提出详细的预防措施和治疗方药。

4. 论婴儿护理

在护婴方面，孟葑认为，婴儿初出母胎，犹如草木萌芽，最为柔脆，此时调护极须得宜，可以避免疾病及不测之虞。如婴儿出生后，三朝满月，洗浴剃头，受贺宴客，切勿杀生。婴儿满月以内，如能用猪乳哺，可解惊痫，且免撮口脐风之患。书中对于初生去毒、生下不啼、断脐裹脐、浴儿、藏胎衣、吃开口乳、初生调护，以及婴儿发生诸疾时如何处理，均进行详细论述。孟葑提出，对小儿的饮食起居应当给予谨慎调摄，对于用药治病更应当详细审辨清楚，照顾小儿的元气，不能鲁莽轻投药物。孟葑认为，肥儿丸乃苦寒之品，最会败伤元阳，保和丸极易损伤胃气，抱龙丸含有香窜和重镇类中药，易入髓耗伤元神，均须慎服。

《仁寿镜》以延嗣为主旨，选择良方多切合实用，尤其关于种子、胎教、护婴的内容十分丰富，对临床妇产科学及儿科学有重要指导意义。因当时社会条件、科学水平及医家对疾病认识等诸多限制，胎养学说掺杂了一些缺乏科学性或带有迷信色彩的内容。如孟葑提出了一些转胎的方法，转女为男说认为，孕妇如果采取一些措施，就可以转女为男。而现代医学研究已经证实，在受孕时胎儿的性别已经被决定，无法改变性别。"世人种子有讲究者，往往拘定妇女经至'前三后三'之说。以'三日时辰两日半，二十八九君须算，落红将近是佳期，经水过时空霍乱'"等相关记载，反映了当时社会男尊女卑的思想。

但是瑕不掩瑜，孟葑著《仁寿镜》的宗旨是劝人行善以培其本，教人节欲以裕其源，并胪列方药，目的是希望患者能够即时补救人体偏差，从而达到"阳和广被，黍谷生春，天地生生不已之机至是而益畅"，这些对我国目前提倡的优生优育方针有一定指导意义。

总 书 目

I

本　草

鼎刻京板太医院校正分类青囊药性赋

方 书

医便

卫生编

袖珍方

内外验方

仁术便览

古方汇精

圣济总录

众妙仙方

李氏医鉴

医方丛话

医方约说

医方便览

乾坤生意

悬袖便方

救急易方

程氏释方

集古良方

摄生总论

辨症良方

卫生家宝方

寿世简便集

医方大成论

医方考绳愆

鸡峰普济方

饲鹤亭集方

临证经验方

思济堂方书

济世碎金方

揣摩有得集

亟斋急应奇方

乾坤生意秘韫

简易普济良方

名方类证医书大全

南北经验医方大成

新刊京本活人心法

临证综合

医级

医悟

丹台玉案

玉机辨症

古今医诗

本草权度

弄丸心法

医林绳墨

医学碎金

医学粹精

医宗备要

医宗宝镜

医宗撮精

医经小学

医垒元戎

医家四要

证治要义

松厓医径

济众新编

扁鹊心书